简 易 疗 法 治 百 病 丛 书

王 萍

主编

极简刮痧
治百病

U0206046

中国医药科技出版社

内容提要

本书分为基础篇和临床篇，基础篇简单介绍了刮痧疗法的常识，包括常用方法、经络穴位等；临床篇详细介绍了刮痧疗法在内、外、妇、儿临床各科的应用。全书图文并茂，简单易学，可操作性强，适合中医爱好者、临床大夫阅读参考。

图书在版编目（CIP）数据

极简刮痧治百病 / 王萍主编. — 北京：中国医药科技出版社，2018.6

（简易疗法治百病丛书）

ISBN 978-7-5214-0224-7

Ⅰ.①极⋯ Ⅱ.①王⋯ Ⅲ.①刮搓疗法 Ⅳ.① R244.4

中国版本图书馆 CIP 数据核字（2018）第 089564 号

美术编辑　陈君杞

版式设计　锋尚设计

出版　　中国医药科技出版社

地址　　北京市海淀区文慧园北路甲 22 号

邮编　　100082

电话　　发行：010-62227427 邮购：010-62236938

网址　　www.cmstp.com

规格　　710×1000mm $^1/_{16}$

印张　　14

字数　　215 千字

版次　　2018 年 6 月第 1 版

印次　　2018 年 6 月第 1 次印刷

印刷　　北京九天众诚印刷有限公司

经销　　全国各地新华书店

书号　　ISBN 978-7-5214-0224-7

定价　　38.00 元

编委会

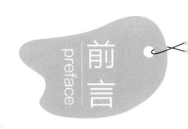

刮痧与针灸、推拿、拔罐等一样属于中医非药物疗法的传统手段，被历代医家所重视，在民间也具有广泛的群众基础。刮痧具有舒筋活络、活血化瘀、祛除外邪和清热祛湿等功能，其单独使用或与其他疗法配合，对许多疾病具有较好疗效。

本书分为基础和临床两大部分。基础篇主要介绍刮痧相关基础知识，包括刮痧常用器具、经络穴位等；临床篇详细介绍了刮痧疗法在内、外、妇、儿等临床各科的应用。全书图文并茂，可操作性强，适合中医爱好者、临床大夫阅读参考。具体的刮痧疗法借鉴了许多医家的临床报道，均是这些医家具有临床实效的宝贵经验。因疾病表现非常复杂，读者可以根据自身实际情况参考应用，但不能代替专业医生的诊断治疗。

因经验有限，书中难免出现不足之处，还请同行及读者指正。

编者

2017 年 10 月

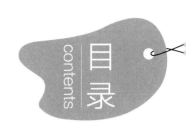

目录 contents

基础篇

第一章

刮痧的基础知识

刮痧疗法是以中医经络学说为理论依据，用特殊的刮痧器具在人体的经脉、穴位及病变部位上进行反复刮拭，起到舒经活络、行气活血及祛邪排毒等作用，进而调和脏腑来达到防治疾病、养生保健的一种方法。因其操作简便，无需特殊器械等要求，目前广泛应用于内、外、儿、妇等领域，可单独使用，或与中医推拿、针灸、拔罐、刺络放血和药物疗法等配合使用。

第一节　何谓"痧证"

痧证在中医古籍中的名称有多种。早期医学文献无"痧"字可寻，痧字在古代早期医籍中称为"沙"，这是因为有古代医家认为痧证的致病物是所谓"粪土沙秽"之类。此后痧证在不同的年代含义有所不同。唐宋之前的"沙虫"是指水虫，而宋元的"沙病"主要为杂病，清代的"痧胀"主要为疫病。中国古代"痧证"的历史也大致可划分为沙虫、沙病、痧胀三个阶段："沙虫"以沙虱虫、沙虱毒为代表；"沙病"记载首见于南宋，为一组症状，通过刮擦皮肤引起局部出现沙粟状的红色瘀点，俗称"得沙"；"痧胀"兴起于清代，包含范围扩大，疫病和不明疾病均可与之相关。

现代中医学认为，许多疾病均可致痧，刮痧的应用范围也随之扩展，所谓"百病皆可致痧"。认为"痧"，既是指一种病理产物，也是指病理表现，即经刮拭治疗后，在相应部位皮肤上所出现的充血性改变，如红色粟粒状、片状潮红、紫红色或暗红色的血斑、血疱等。这种表现也称之为"痧象"。

第二节　刮痧板的选择

刮痧板是刮痧的主要器具。通过刺激人体的相关经络、穴位，从而起到活血化瘀，疏通经络，行气止痛，清热解毒，健脾和胃，调和阴阳，温经散寒，行气活血，改善脏腑功能，增强免疫功能的功效。

一、刮痧板材质的选择

从刮痧板的材质上分，可以说是包罗万象，包括铁板、勺子、瓷器、玉石、水牛角、黄牛角，等等。像出现得最早的刮痧工具则是铜钱，一般都是在上面沾水便刮起来。但随着社会的不断向前发展，对刮痧板的质量要求也越来越高，其中最常见的公认的质量不错的是砭石和水牛角，水牛角在中药上本就有清热解毒、活血化瘀的效果，其他如玉石质量也很好，但一来价格比较昂贵、二来易碎。许多日常用具均可以作为刮痧工具使用：如硬币、瓷汤勺、嫩竹板、苎麻、棉纱线、蚌壳等，现在还有了树脂、硅胶、蜜蜡（图1-2-1）等现代材料所制成的刮痧工具。

（一）牛角类

牛角类刮痧板所用的材质有水牛角、黄牛角、牦牛角等，各具作用（图1-2-2）。临床上尤以使用水牛角为多。水牛角味辛、咸、寒，辛可发散行气、活血消肿；咸能软坚润下；寒能清热解毒、凉血定惊。且质地坚韧、光滑耐用、原料丰富、加工简便；此类刮板忌热水长时间浸泡、火烤或电烤；刮痧后需立即把刮板擦干，涂上橄榄油，并存放于刮板套内。

（二）砭石类

砭石采用的材质是泗滨浮石（图1-2-3），这种石材含有多种微量元素，可以疏通经络、清热排毒、软坚散结，并能使人体局部皮肤增温，用于刮痧的砭石刮痧板边厚小于3mm；因砭石可能含有有害物质，购买时需认真辨别真伪，购买经检测不含有害物质的砭石。

（三）玉石类

玉石类（图1-2-4），具有润肤生肌、清热解毒、镇静安神、辟邪散浊等作用。其质地温润光滑，便于持握，因其触感舒适，适宜面部刮痧；用完后要注意清洁；避免碰撞；避免与化学试剂接触。

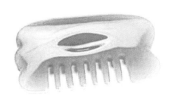

图 1-2-1 蜜蜡刮痧板（梳形）

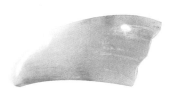

图 1-2-2 牛角刮痧板（三角形）

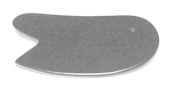

图 1-2-3 砭石刮痧板（鱼形）

图 1-2-4 玉石刮痧板（长方形）

二、刮痧板形状的选择

刮痧板有半圆形、鱼形、长方形、三角形、肾形、椭圆形等，另外还有这几种形状的变形，如齿梳形等等。可根据脊背、头颈部、胸腹、肘窝、腘窝等刮痧部位选择合适形状的刮板，或同一刮板的不同形状边。

（一）鱼形（图1-2-3）

根据人体面部生理结构设计的面部专用刮痧板，外型似鱼，符合人体面部的骨骼结构，便于刮拭及疏通经络。鱼形刮痧板常用两只，左右手各一只配合使用。

（二）三角形（图1-2-2）

用于四肢及颈部刮拭、穴位的打通，还可防止颈部皮肤下垂，减缓皮肤衰老。

（三）梳形（图1-2-1）

梳型的一端可用于头部经络的疏通，另一端可为弧形或波浪型，可用于点按头部相应的穴位。具有增加记忆和思维能力，帮助缓解不安与焦虑，同时刺激毛囊，减少脱发，激发毛发再生，促使白发变黑，具有美发护发的功效。

第三节　刮痧油的选择

一、液体类

主要有凉开水、植物油（如芝麻油、茶籽油、菜籽油、豆油、花生油、橄榄油）、矿物质油、液体石蜡、药油（如红花油、跌打损伤油、风湿油）等，不仅可防止刮痧板划伤皮肤，还可起到滋润皮肤、开泄毛孔，活血行气的作用。另外，还可以选用具有清热解毒、活血化瘀、通络止痛等作用的中草药，煎成药液，根据病情选用。刮痧油宜避火使用；皮肤过敏者禁用；外伤、溃疡、瘢痕、恶性肿瘤局部禁用。

二、乳膏类

选用质地细腻的膏状物质，如凡士林、润肤霜、蛇油、扶他林乳膏等。亦可将具有活血化瘀、通络止痛、芳香开窍等作用的中药提取物制备成乳膏剂使用。宜根据病情需要选择适当的刮痧介质，如扶他林乳膏有镇痛、抗炎作用，用于风湿性关节疾病疗效较好。

第四节　刮痧操作的基本知识

一、刮痧基本流程

（1）充分暴露刮拭部位，在皮肤上均匀涂上刮痧油等介质。

（2）手握刮拭板，先以轻、慢手法为主，待患者适应后，根据需求手法可逐渐加重、加快，以患者能耐受为度。宜单向、循经络刮拭，遇痛点、穴位时重点刮拭，以出痧为度，但不可片面追求一定要出痧。

（3）可先刮拭背部督脉和足太阳膀胱经背俞穴循行路线，振奋一身之阳、调整脏腑功能、增强抗病能力；再根据病情刮拭局部阿是穴或经穴，可取得更好疗效。

（4）刮痧后嘱患者饮用温开水，以助机体排毒驱邪。

（5）刮痧次数一般是第一次刮完等3~5天，痧退后再进行第二次刮治。

二、刮痧的手法

刮痧手法有许多种，不仅仅只是采用刮板进行刮拭。

（一）刮痧法

此法应用最为广泛，根据不同部位和病证采用不同的刮板，涂上刮痧油后进行刮拭。也可采用刮板的不同部位进行点、按、揉、推等操作。

（二）搓痧法

用手指撮拧、拿捏、提拉患者的皮肉，使局部充血或现出血点，此法若用于治疗痧证，则叫撮痧法。

（三）放痧法

在委中穴或在十指尖等放血，就是"放痧法"，也叫刺血疗法或放血疗法。

（四）淬痧法

在头额和胸胁出现小出血点或小充血点，用纸捻或大个的灯草蘸上少量香油点燃，然后用火头直接粹到痧点上，火头爆出一声响即熄灭，再点燃去粹烧其他痧点。

本书中所用刮痧法基本上是指利用刮板进行刮拭的方式。根据刮拭的力度、方向等因素，又有补法、泻法和平补平泻法的区分。

补法刮拭：按压力小，速度慢，顺经脉循行方向刮，往往能激发人体正气，使低下的机能恢复旺盛。临床多用于年老、体弱，久病、重病或形体瘦弱之虚证患者。

泻法刮拭：按压力大，速度快，逆经脉循行方向刮，往往能疏泄病邪、使亢进的机能恢复正常。临床多用于年轻、体壮，新病、急病或形体壮实的实证患者。

平补平泻法：亦称平刮法，有三种刮拭手法。第一种按压力大，速度慢；第二种按压力小，速度快；第三种按压力中等，速度适中。平补平泻法介于补法和泻法之间，常用于正常人保健或虚实兼见证的治疗。

三、人体不同部位的刮痧方法

（一）面部

面部刮痧是以鼻梁为中线，用刮痧板分别向左右两侧刮拭，从上到下，由内向外，先刮前额部，再刮两颧，最后刮下颌部。

（二）头部

有头发覆盖，须在头发上面用刮板刮拭。不必涂刮痧润滑剂。为增强刮拭效果可使用刮板薄面边缘或刮板角部刮拭，每个部位刮30次左右，刮至头皮有发热感为宜。

（三）肩背部

背部由上向下刮拭。一般先刮后背正中线的督脉，再刮两侧的膀胱经和夹脊穴。肩部应从颈部分别向两侧肩峰处刮拭。

（四）胸部

胸部正中线任脉天突穴到膻中穴，用刮板角部自上向下刮拭。胸部两侧以身体前正中线任脉为界，分别向左右（先左后右）用刮板整个边缘由内向外沿肋骨走向刮拭，注意隔过乳头部位。中府穴处宜用刮板角部从上向下刮拭。

（五）腰腹部

腹部由上向下刮拭。可用刮板的整个边缘或1/3边缘，自左侧依次向右侧刮。有内脏下垂者，应由下向上刮拭。

（六）四肢

四肢由近端向远端刮拭，下肢静脉曲张及下肢浮肿患者，应从肢体末端向近端刮拭，关节骨骼凸起部位应顺势减轻力度。

四、刮痧的注意事项

（1）刮痧后1～2天局部出现轻微疼痛、痒感等属正常现象；出痧后30分钟忌洗凉水澡；夏季出痧部位忌风扇或空调直吹；冬季应注意保暖。

（2）刮痧疗法具有严格的方向、时间、手法、强度和适应证、禁忌证等要求，如操作不当易出现不适反应，甚至病情加重，故应严格遵循操作规范或遵医嘱，不应自行在家中随意操作。

（3）常见的刮痧禁忌症：接触性皮肤病传染者不宜刮痧，因为会将疾病传染给他人；有出血倾向者，如糖尿病晚期、严重贫血、白血病、再生障碍性贫血和血小板减少者不宜刮痧，因为这类患者在刮痧时皮下易出血，且不易被吸收；凡体表有疖肿、破溃、疮痈、斑疹和不明原因包块者不宜刮痧，否则易引起创口感染；急性扭伤、创伤，或骨折的部位禁止刮痧，因为刮痧会加重伤口的出血；过饥过饱、过度疲劳、醉酒者不可接受重力、大面积刮痧，否则易引起虚脱；眼睛、口唇、舌体、耳孔、鼻孔、乳头、肚脐等部位禁止刮痧，因为刮痧会使这些黏膜部位充血，而且不易康复；精神病患者禁刮痧，否则易刺激这类患者发病；有严重心脑血管疾病、肝肾功能不全、全身浮肿者禁刮痧，因为刮痧会增加心肺、肝肾的负担，加重患者病情，甚至危及生命；孕妇的腹部、腰骶部禁用刮痧，否则会引起流产。

五、刮痧意外处理

刮痧疗法和针灸、按摩等方法是一样的，都是对人体的穴位进行刺激，只不过使用的工具不同而已。所以刮痧也和针刺一样，有可能像晕针一样出现晕刮。

（1）晕刮出现的症状为头晕、面色苍白、心悸、出冷汗、四肢发冷、恶心欲吐或神昏仆倒等。

（2）预防措施：空腹、过度疲劳患者忌刮；低血压、低血糖、过度虚弱和神经紧张特别怕痛的患者轻刮。

（3）急救措施：迅速让患者平卧；让患者饮用1杯温糖开水；迅速用刮板刮拭患者百会穴（重刮）、人中穴（棱角轻刮）、内关穴（重刮）、足三里穴（重刮）、涌泉穴（重刮）。未能改善者，应迅速就医。

第二章 经络穴位基本知识

第一节 人体的经络系统

中医学认为经络是运行气血、联系脏腑和体表及全身各部的通道，是人体功能的调控系统。经络学也是人体刮痧、针灸和按摩的基础。人体的经络系统是由十二经脉、奇经八脉、十二经别、十五络脉、十二经筋、十二皮部共同组成。

（一）十二经脉

十二经脉即手足三阴经和手足三阳经，合称"十二经脉"，是气血运行的主要通道。十二经脉有一定的起止、一定的循行部位和交接顺序，在肢体的分布和走向有一定的规律，同体内脏腑有直接的络属关系。具体为手太阴肺经、手少阴心经、手厥阴心包经、手太阳小肠经、手少阳三焦经、手阳明大肠经、足太阴脾经、足少阴肾经、足厥阴肝经、足太阳膀胱经、足少阳胆经和足阳明胃经。

（二）奇经

奇经有八条，即任、督、冲、带、阴跷、阳跷、阴维、阳维，合称"奇经八脉"，有统率、联络和调节十二经脉的作用。

（三）十二经别

十二经别是从十二经脉别出的经脉，它们分别起自四肢，循行于体腔脏腑深部，上出于颈项浅部。主要是加强十二经脉中相为表里的两经之间的联系，还由于它通达某些正经未循行到的器官与形体部位，因而能弥补正经之不足。

（四）络脉

络脉是经脉的分支，有别络、浮络和孙络之分。别络是较大的和主要的络脉。十二经脉与督脉、任脉各有一支别络，再加上脾之大络，合为"十五别络"。别络的主要功能是加强相为表里的两条经脉之间在体表的联系。浮络是循行于人体浅表部位而常浮现的络脉。孙脉是最细小的络脉。

（五）经筋和皮部

经筋和皮部是十二经脉与筋肉和体表的连属部分。经筋有联缀四肢百骸、主司关节运动的作用。全身的皮肤，是十二经脉的功能活动反映于体表的部位，也是经络之气的散布所在，所以，把全身皮肤分为十二各部分，分属于十二经脉，称为"十二皮部"。

第二节　人体的穴位

穴位，学名腧穴，指人体经络线上特殊的点区部位，中医可以通过针刺或者推拿、点按、艾灸、刮痧等刺激相应的经络点治疗疾病。一般分为经穴、经外奇穴和阿是穴等几类。

（一）经穴

又称十四经穴，是十二经脉和任脉、督脉循行路线上的腧穴，是全身腧穴的主要部分，计361个。

（二）经外奇穴

凡未归属于十四经脉、定位明确、有特定疗效的腧穴，称为奇穴。

（三）阿是穴

阿是穴是病证体表上的反应点，无固定部位，往往随病而起，病愈即失。

第三节 取穴方法

人体的取穴方法主要采用同身寸法，是指以患者本人体表的某些部位折定分寸，作为量取穴位的长度单位。主要有指寸法（图2-3-1）和骨度法两种。这里主要介绍指寸法。

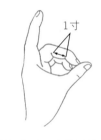 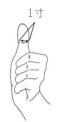 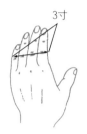

图 2-3-1 中指寸法　　　图 2-3-2 拇指同射　　　图 2-3-3 横指同射

（一）中指同身寸

是以患者的中指中节屈曲时手指内侧两端横纹头之间的距离看做1寸，可用于四肢部取穴的直寸和背部取穴的横寸（图2-3-1）。

（二）拇指同身寸

是以患者拇指指关节的宽度作为1寸，主要适用于四肢部的直寸取穴（图2-3-2）。

（三）横指同身寸

也叫"一夫法"，是让患者将食指、中指、无名指和小指者四指并拢，以中指中节横纹处为准，四指横量作为3寸，食指与中指并拢为1.5寸（图2-3-3）。

第四节 常见的保健穴位

人体各经络有些常见穴位，具有日常保健功能。在人体未出现具体的疾病之前，经常通过刮痧、按揉等方式进行刺激，可起到预防疾病、延年益寿的作用。

（一）合谷

位于虎口，在手背第1、第2掌骨之间，约平第2掌骨中点处（图2-4-1）。

合谷能补能泻，是治病保健的重要穴位，有补气的作用，能够治疗气虚、脱证。合谷配合足三里能够补益中气，相当于补中益气汤的效果；合谷配合关元可以补气回阳，相当于参附汤的急救效果。

合谷穴还可以祛风散寒，疏通经络，开窍醒神，对感冒发热、各种头痛、鼻炎、牙痛、中风不语、口眼歪斜、神昏嗜睡都有很好的效果。另外，合谷穴配合三阴交有催产的作用，可以治疗滞产。妇女生产时气虚乏力，宫口难开，这时候针刺合谷用补法，三阴交用泻法，有确切的催产功效。因此孕妇是禁用合谷穴的。

（二）内关

位于前臂内侧腕横纹上2寸之处，在两根肌腱的中间（图2-4-2）。

内关是手厥阴心包经的穴位，为八脉交会穴之一，一穴多用，有广泛的适用范围。经常刺激内关对于各种各样的心脑血管疾病、肠胃功能紊乱、神经衰弱等都有很好的预防和治疗效果。它可以疏通经络，改善心脏供血，治疗各种各样的心脏疾患，比如心悸、胸痛、胸闷等；它可以降胃气，配合足三里治疗胃

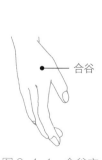

图2-4-1 合谷穴

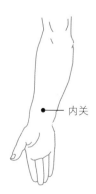

图2-4-2 内关穴

痛、呃逆、呕吐、打嗝；它可以镇静安神、滋阴降火，配合神门、三阴交治疗失眠、烦躁、内热、掌心发热、出汗等病症。

内关也可以有效防治晕车，晕车常常表现为头晕、恶心呕吐，这是脾胃虚弱、胃气上逆的缘故。

（三）风池

位于颈部，当枕骨之下，与风府穴相平，胸锁乳突肌与斜方肌上端之间的凹陷处（图2-4-3）。

中医学讲"头目风池主"。风池可以祛风散寒、疏通经络，治疗各种感冒、头痛、鼻塞等感受外邪引起的疾病，容易感冒的人经常刺激风池是预防感冒简便易行的好方法。风池可以宣畅经气、舒筋活络，对颈椎病、颈项强直、疼痛等病证有很好的预防作用。对于经常保持一个姿势不动而容易患颈椎病的人群（长期低头伏案工作、用电脑手机等）来说，风池是一个很好的保健穴。

另外，风池配合太阳还可以缓解疲劳。风池可以醒脑开窍、改善大脑供血，是治疗脑血管病昏迷、痴呆、失语的特效穴位，这时可以配合风府、哑门等穴位使用。

（四）足三里

位于膝下3寸、小腿的前外侧（图2-4-4）。

足三里是足阳明胃经的穴位，有很强的补气作用，是人体保健的要穴。脾胃是人的后天之本、营养的来源，经常刺激足三里可以补脾健胃，增强抗病能力，使你保持旺盛的精力，延年益寿，因此说"常按足三里，胜食老母鸡"。

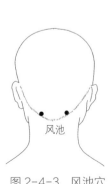

图2-4-3 风池穴

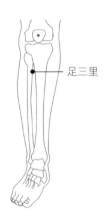

图2-4-4 足三里穴

足三里配合相应的穴位可以治疗多种疾病：它疏通经络，治疗下肢麻木、疼痛、水肿等局部病证，可以配合阳陵泉、绝骨等穴；它促进肠胃蠕动，治疗胃痛、腹胀、肠鸣、泄泻等各种各样的肠胃疾病，可以配合内关、中脘、上巨虚和下巨虚等穴。配合合谷可以升提中气，配合神阙可以回阳救逆，配合三阴交可以气阴同补，配合血海可以气血同调。

（五）三阴交

在内踝上3寸的小腿内侧、胫骨后缘（图2-4-5）。

三阴交为足太阴、厥阴、少阴三条经脉的交会穴，对脾、肝、肾三经病变有广泛的治疗作用，是保养阴血的关键穴位。因在女性疾病方面应用尤多，故三阴交也被称为女人的穴位。

三阴交配合血海、隐白可以调经止带，治疗月经不调、痛经、赤白带下、不孕症；配合气海、关元可以补肾固精，治疗阳痿、早泄、遗精、尿频等病证；配合神门、内关相当于天王补心丹，可以养心安神、滋阴降火，治疗虚火上升、失眠等病证；产后配合艾灸关元相当于生化汤，可以祛寒邪、下瘀血，用于妇女产后保健、调养身体。

（六）涌泉

在足心前1/3的凹陷中（图2-4-6）。

涌泉是足少阴肾经的首要穴位，是肾水的源泉，人体长寿的大穴。经常刺激此穴则肾精充足、耳聪目明、精力充沛、腰膝壮实不软，行走有力、性功能强盛。常按涌泉还可以开窍醒神，对脑血管病引起的神昏痴呆、中风不语、肢体瘫

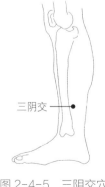

图2-4-5 三阴交穴

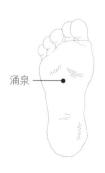

图2-4-6 涌泉穴

痪有辅助治疗效果。民间有"三里涌泉穴，长寿妙中诀；睡前按百次，健脾益精血"的说法。

（七）气海、关元

在小腹的正中线上，分别位于脐下1.5寸和3寸的部位（图2-4-7）。

气海、关元是元气的生发地，为强壮保健的要穴。中医谚语说"生于丹田而死于命门"，就是强调保护元气对于防病养生的重要性。生于丹田是指保养精气才能延年益寿。丹田有三处，上丹田为两眉之间的印堂穴，中丹田为胸部两乳连线的中点膻中穴，下丹田就是气海穴和关元穴；丹田也有前后之分，气海、关元为前丹田，后腰部的命门为后丹田，是任脉和督脉交会之处、元气汇聚的部位，尤其是养生要地。在刺激气海、关元之后结合命门就可以补益元气，起到强身健体、延年益寿的作用。

（八）命门、肾俞

命门在背部正中线第2腰椎棘突下的凹陷中，肾俞在命门两边旁开1.5寸的部位（图2-4-8）。

命门者，生命之门，是人体的后丹田。中医养生注重"精、气、神"的保养，肾者藏精，气在气海，命门位于后背两肾之间，与前面的神阙相对，为两肾

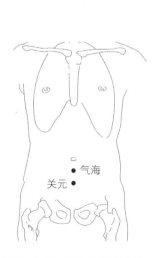

图2-4-7　气海穴和关元穴

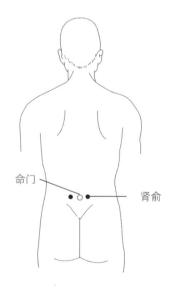

图2-4-8　肾俞穴和命门穴

所生的元气出没督脉的门户、生命气化的根本。

肾俞是膀胱经的穴位，和命门在一条水平线上，刺激命门和肾俞可以壮腰强肾、舒筋活络，是强肾健体的好方法。

养生防病要注意小腹和腰背的保暖，现在许多女性喜欢穿露脐装，对身体会产生极大的危害。虽漂亮一时，但久而久之会影响经期，导致宫寒痛经等病证。

（九）阳陵泉

位于膝下小腿外侧、腓骨头前下方的凹陷处，和小腿内侧的阴陵泉相对（图2-4-9）。

阳陵泉位于膝下，是八会穴的筋会穴位，可以舒筋活络，治疗全身有关筋骨的病证，尤其对于下肢的麻痹、疼痛、水肿、膝关节屈伸不利等病证效果很好，这时可以配合八会穴的骨会穴绝骨；中风后遗症下肢瘫痪，常常把阳陵泉和对侧的阴陵泉刺透，属于治疗中风偏瘫的透刺穴位之一。"人老先老腿"、"有钱难买老来瘦"，阳陵泉可以利湿浊，配合丰隆可以减肥、轻身健体，因此属于保健的要穴之一。

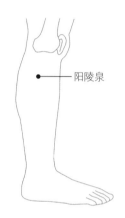

阳陵泉

图 2-4-9　阳陵泉穴

阳陵泉是足少阳胆经的穴位，可以治疗胁痛、口苦、黄疸等肝胆病变，阳陵泉下1～2寸有胆囊穴，可以配合用来治疗胆囊炎。

（以上章节由王萍编写）

临床篇

第三章　内科疾病

第一节　感冒

感冒是感受触冒风邪，导致邪犯肺卫，卫表不和的常见外感疾病。本病男女老少皆易感染，四季均可发生，尤其在春冬两季发病较多，主要是由于人体御邪能力不足之时，感受六淫、时行之邪，而出现的以发热恶寒、鼻塞、流涕、咳嗽、头痛、全身不适、脉浮为特征的疾病。病情轻者多为感受当令之气，称为伤风、冒风、冒寒；病情重者多为感受非时之邪，称为重伤风。在一个时期内广泛流行，症候相类似者，称为时行感冒。

其病理性质总属表实证，但有寒热之分。有感受时行疫毒，则病情多重，甚或有变生他病者，在病程过程中，可见寒与热的转化或错杂。本病发病率较高，若不及时防治，可以发展为严重的呼吸道疾患，甚至心肌炎，因此应高度重视。

刮痧穴位

大椎穴　脊柱区，第7颈椎棘突下凹陷中，后正中线上，低头时最高颈椎棘突下。

风池穴　在颈后区，枕骨之下，胸锁乳突肌上端与斜方肌上端之间的凹陷中。

肺俞穴　脊柱区，第3胸椎棘突下，后正中线旁开1.5寸。

曲池穴　在肘区，在尺泽与肱骨外上髁连线中点凹陷处。

刮痧方法

1 取俯伏坐位，裸露背部、颈项部、上肢部，选取颈项部的大椎穴、双侧风池穴、背俞穴之双侧肺俞穴、上肢部曲池穴（图3-1-1，图3-1-2）。以上部位均匀涂抹刮痧油。操作者持刮痧板用面刮法从上而下进行刮拭。要求力度均匀持久的手法操作，从而达到深透的目的。

2 治疗时每个穴位刮拭2～3分钟，以刮出"痧"为标准。

3 如有痧排出，可以较快缓解病情，对于体质虚弱者，则采取轻刮，慢刮。

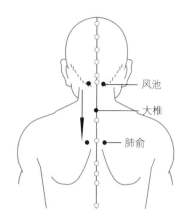

图3-1-1　颈背部穴位

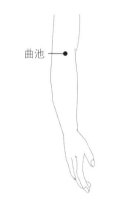

图3-1-2　上肢曲池穴

刮痧疗程

轻症，只需治疗1次，症状即可减轻，出痧重者，待痧退去后再治疗，出痧少或无痧者，每日或隔日1次，直至症状完全消失。

小贴士

① 以上刮痧疗法对于感冒有较好防治效果，对于感冒初起患者，配合以上刮痧疗法，可较好地祛除恶寒、鼻塞等症状。
② 对老年、婴幼儿、体弱患者以及时感重证，必须加以重视，如刮痧后不见好转，应及时医治，防止发生传变，或同时夹杂其他疾病。

第二节　咳嗽

咳嗽是指肺失宣降，肺气上逆，以发出咳声或咳吐痰液为主要临床症状的病证，为肺系病的主要病证之一。分别言之，有声无痰为咳，有痰无声为嗽，一般多为痰声并见，难以截然分开，故以咳嗽并称。

肺为储痰之器，脾为生痰之源，脾感寒湿而生痰。咳嗽的主要病机是邪犯肺卫，肺气上逆。肺脏为了祛除病邪外达，以致肺气上逆，冲击声门而发为咳嗽。

刮痧穴位

大椎穴　项背部，第七颈椎棘突下凹陷处。

尺泽穴　在肘区，肘横纹中，肱二头肌腱桡侧凹陷中。

列缺穴　八脉交会穴（通于任脉）。在前臂，腕掌侧远端横纹上1.5寸，拇短伸肌腱和拇长展肌腱之间，拇长展肌腱沟的凹陷中。

风门穴　在脊柱区，第二胸椎棘突下，后正中线旁开1.5寸。

肺俞穴　脊柱区，第3胸椎棘突下，后正中线旁开1.5寸。

定喘穴　在脊柱区，横平第七颈椎棘突，后正中线旁开0.5寸处。

刮痧方法

1　取俯伏坐位，裸露项背部、上肢部，选颈项后区大椎穴，背部之双侧风门穴、肺俞穴、定喘穴，上肢部尺泽穴、列缺穴（图3-2-1，图3-2-2）。以上部位均匀涂抹刮痧油。操作者持刮痧板用面刮法从上而下进行刮拭。要求力度均匀持久的手法操作，从而达到深透的目的。

2　治疗时每个穴位刮拭2～3分钟，以刮出"痧"为标准。

3　如有痧排出，可以较快缓解病情，对于体质虚弱者，则采取轻刮、慢刮。

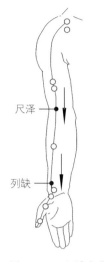
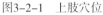

图3-2-1　上肢穴位

尺泽

列缺

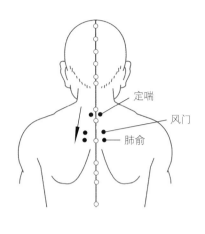

图3-2-2　项背部穴位

定喘

风门

肺俞

刮痧疗程

　　轻证，只需治疗1次，症状即可减轻。出痧重者，待痧退去后再治疗；出痧少或无痧者，每日或隔日1次，直至症状完全消失。

小贴士

① 对于细菌或病毒感染引起的咳嗽，应在医生指导下，采取药物治疗。可同时采取上述方法刮痧，促进症状缓解，加速病愈。

② 内伤咳嗽，病程较长，易反复发作，应坚持长期治疗。急性发作时以标本兼顾，缓解期需从调整肺、脾、肝等脏功能入手，重在治本。

③ 积极进行心肺功能锻炼，提高机体防病、抗病的能力，戒烟对本病的恢复有重要意义。

④ 注意气候变化，防寒保暖，饮食忌甘肥、辛辣及过咸，嗜酒及吸烟等不良习惯应当戒除，避免有害气体伤肺。

第三节　哮喘

　　哮喘是一种常见的反复发作性疾患，以宿痰伏肺为主因，外邪侵袭、饮食不当、情志过激、体虚劳倦为诱因的疾病，病因较复杂。它是一种发作性痰鸣气喘疾患，发作时喉中痰鸣有声，呼吸气促困难，甚则喘息不能平卧。本病病位在肺，与肾、脾、心等密切相关。本病有反复发作的特点，可发作于任何年龄和季节，尤以寒冷季节和气候骤变时多发。基本病机是痰气搏结，壅阻气道，肺失宣降。

刮痧穴位

大椎穴　脊柱区，第7颈椎棘突下凹陷中，后正中线上，低头时最高颈椎棘突下。

定喘穴　在脊柱区，横平第七颈椎棘突，后正中线旁开0.5寸处。

肺俞穴　脊柱区，第3胸椎棘突下，后正中线旁开1.5寸。

脾俞穴　第11胸椎棘突下，旁开1.5寸。在背阔肌、最长肌和髂肋肌之间。

肾俞穴　在脊柱区，第二腰椎棘突下，后正中线旁开1.5寸。

天突穴　在颈前区，胸骨上窝中央，前正中线上。

膻中穴　在胸部，横平第4肋间隙，前正中线上。

尺泽穴　在肘区，肘横纹上，肱二头肌腱桡侧缘凹陷处。

太渊穴　八脉交会之脉会。在腕前区，桡骨茎突与舟状骨之间，拇长展肌腱尺侧凹陷中。

足三里穴　在小腿外侧，犊鼻下3寸，胫骨前脊外1横指处，犊鼻与解溪连线上。

刮痧方法

1 取俯伏坐位，裸露背部、均匀涂抹刮痧油。选取大椎穴、定喘穴、肺俞穴、脾俞穴、肾俞穴（图3-3-1）。采取面刮法依次从上而下进行刮拭。要求力度均匀持久，从而达到深透的目的。

2 取仰卧位，裸露颈前部、胸部、上肢部、下肢部，均匀涂抹刮痧油。选取颈前部之天突穴、胸部之膻中穴（图3-3-2）；上肢部之尺泽穴、太渊穴（图3-3-3）；下肢部之足三里穴（图3-3-4）；。采取面刮法依次从上而下进行刮拭。由点到线至面，转而再由面到线及点，要求力度均匀持久，从而达到深透的目的。

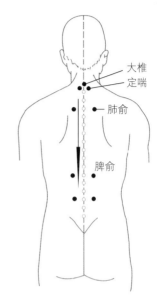

图3-3-1　背部穴位

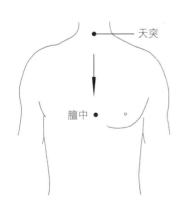

图3-3-2　胸部穴位

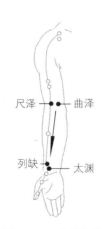

图3-3-3　上肢穴位

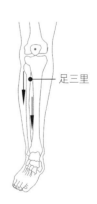

图3-3-4　下肢穴位

3 治疗时每个穴位刮拭2～3分钟，以刮出"痧"为标准。

刮痧疗程

每周治疗1次，3次为一疗程，以症状减轻或好转为宜。可在症状消失后再行3次进行巩固疗效。

① 刮拭时手法宜轻柔，刮拭后，应注意保暖，不要当风、受凉。

② 刮拭部位出现痧斑为紫红色，痧象不顺直，有结节、痛感强烈，则提示气血瘀滞较重；若出痧较少，提示为气血不足的虚证，可用补法刮拭，并酌情配合灸疗，以补肺肾之气。

③ 哮喘可见于多种疾病，发作缓解后，应积极对其原发病进行治疗。

④ 对发作严重和哮喘持续状态应采取综合治疗措施，过敏性哮喘患者，应避免接触过敏原。

⑤ 平时要注意保暖，保持室内通风，保持环境卫生，可适当运动。在饮食方面，应少食黏腻和辛热刺激之品，以避免助湿生痰动火。多饮水，保证睡眠。

第四节　心悸

心悸是指心之气血阴阳亏虚，或痰饮瘀血阻滞，致心神失养，或心神受扰，出现心中悸动不安，甚则不能自主的一种病证。心悸的发生常与体虚劳倦、七情所伤、感受外邪、药食不当等因素有关，导致气血阴阳亏损，心神失养，心主不安，痰、饮、火、瘀阻滞心脉，扰乱心神。本病病位在心，与胆、脾、肾关系密切。基本病机是气血阴阳亏虚，心失濡养，或邪扰心神，心神不宁。临床上一般多呈发作性，每因情志波动或劳累过度而诱发，且常伴胸闷、气短、失眠、健忘、眩晕等症，按照病情轻重分为惊悸和怔忡。

刮痧穴位

大椎穴　脊柱区，第7颈椎棘突下凹陷中，后正中线上，低头时最高颈椎棘突下。

至阳穴　在脊柱区，第7胸椎棘突下凹陷中，后正中线上。

心俞穴　在脊柱区，第5胸椎棘突下，后正中线旁开1.5寸

胆俞穴　在脊柱区，当第10胸椎棘突下，后正中线旁开1.5寸处。

天宗穴　在肩胛区，肩胛冈中点与肩胛骨下角连线上1/3与下2/3交点凹陷中。

阴郄穴　在前臂前区，腕掌侧远端横纹上0.5寸，尺侧腕屈肌腱的桡侧缘。

神门穴　在腕前区，腕掌侧远端横纹尺侧端，尺侧腕屈肌腱的桡侧缘。

郄门穴　在前臂前区，腕掌侧远端横纹上5寸，掌长肌腱与桡侧腕屈肌腱之间。

内关穴　在前臂前区，腕掌侧远端横纹上2寸，掌长肌腱与桡侧腕屈肌腱之间。

刮痧方法

1 取俯卧位，裸露背部，均匀涂抹刮痧油。选取大椎穴、至阳穴、心俞穴、胆俞穴、天宗穴（图3-4-1）。采取面刮法依次从上而下进行刮拭，由点到线至面，转而再由面到线及点。要求力度均匀持久，从而达到深透的目的。

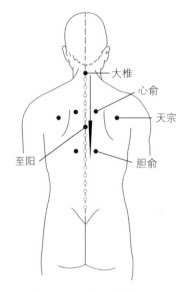

图3-4-1　背部穴位

2 取仰卧位或坐位，裸露上肢部，均匀涂抹刮痧油。选取心经之阴郄穴、神门穴，心包经之郄门穴、内关穴（图3-4-2）。采取面刮法依次从上而下进行刮拭。由点到线至面，转而再由面到线及点，要求力度均匀持久，从而达到深透的目的。

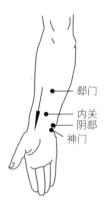

图3-4-2　上肢穴位

3 取仰卧位或坐位，裸露下肢部，均匀涂抹刮痧油。选取下肢部的足三里、阳陵泉穴（图3-4-3），采取面刮法进行刮拭。

4 治疗时每个穴位刮拭3～5分钟，以刮出"痧"为标准。

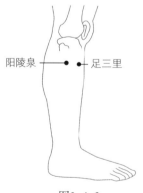

图3-4-3

刮痧疗程

每周治疗1次，3次为一疗程，以症状减轻或好转为宜。可在症状消失后再行3次巩固疗效。

① 刮痧后症状缓解，应及时去医院检查确诊。

② 心悸可由多种疾病引起，在治疗的同时应积极寻找原发病，针对病因进行治疗。

③ 在器质性心脏病出现心力衰竭倾向时，应及时采用综合治疗措施，以免延误病情。

④ 居住环境宜安静，避免噪音、突然性的声响等一切不良刺激。室内空气清新，温度适宜，避免外邪侵袭。

⑤ 一般心悸患者宜参加适当活动，有利于调畅气机，怡神养心。保持良好的精神状态，避免情志刺激以及思虑过度，有利于心悸的少发或不发。

第五节　失眠

失眠，是由于心神失养或心神不安，以致经常不能获得正常睡眠为特征的一类病证，如上床后难以入睡，睡眠浅，易惊醒，或虽能入睡，但醒得早，醒后不能再入睡，古时还称"不得卧"、"目不瞑"、"卧不安"等。如思虑过度，内伤心脾；或体虚阴伤，阴虚火旺；或受大惊大恐，心胆气虚；和宿食停滞化为痰热，扰动胃腑；或情志不舒，气郁化火，肝火扰神，均能使心神不安而发为本病。

不寐主要表现为睡眠时间、深度的不足，轻者入睡困难和寐而不酣，时寐时醒和醒后不能再寐，重则彻夜不寐。可伴有头晕、头痛、心悸、健忘、心烦、神疲等。不寐的病因虽多，但其病理变化总属阳盛阴衰，阴阳失交。病位主要在心，与肝、脾、肾密切相关。

西医学认为睡眠是调节人体生理节奏的最好方法，但受种种因素的影响，入睡困难或睡眠不足，就不能达到对身体有益的效果，有人怕失眠，精神紧张，就会失眠，如此造成恶性循环，久之造成神经衰弱和某些生理功能的失调。

刮痧穴位

心俞穴　在脊柱区，第5胸椎棘突下，后正中线旁开1.5寸

肝俞穴　在脊柱区，当第9胸椎棘突下，后正中线旁开1.5寸。

胆俞穴　在脊柱区，当第10胸椎棘突下，后正中线旁开1.5寸处。

安眠穴　在项部，在翳风穴和风池穴的中点取穴。

神门穴　在腕前区，腕掌侧远端横纹尺侧端，尺侧腕屈肌腱的桡侧缘。

三阴交穴　在小腿内侧，内踝尖上3寸，胫骨内侧缘后际。

刮痧方法

1 取仰卧位，裸露背部，均匀涂抹刮痧油。选取心俞穴、肝俞穴、胆俞穴（图3-5-1）。采取面刮法依次从上而下进行刮拭，由点到线至面，转面再由面到线及点。要求力度均匀持久，从而达到深透的目的。

2 取仰卧位或坐位，裸露颈后部、上肢部，下肢部，均匀涂抹刮痧油。选取颈后部的安眠穴（图3-5-2）；上肢心经之神门穴（图3-5-3）；下肢脾经之三阴交穴（图3-5-4）。睡前采取单角刮法刮后头部安眠穴，采取面刮法向指尖刮拭神门穴、三阴交穴。要求力度均匀持久，从而达到深透的目的。

3 治疗时每个穴位刮拭3～5分钟，以刮出"痧"为标准。

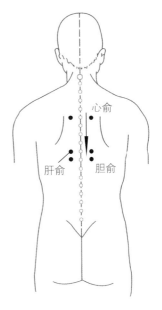

图3-5-1 背部穴位

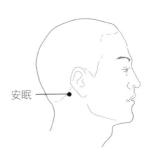

图3-5-2 安眠穴

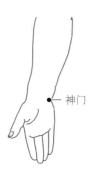

图3-5-3 神门穴

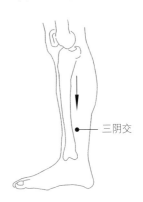

图3-5-4 三阴交穴

刮痧疗程

每周治疗1次，3次为一疗程，共治疗3个疗程。

① 刮痧治疗失眠有较好的疗效，可使紧张和亢奋的神经功能得到松弛和安抚，增加大脑皮质的抑制过程，促进入睡和熟睡。

② 重视精神调摄，避免过度紧张、兴奋、焦虑、抑郁、惊恐、愤怒等不良情绪的刺激，保持心情舒畅，以放松的心态对待睡眠。

③ 生活规律，加强体育锻炼，增强体质，参加适当的体力劳动。

④ 晚餐不易过饥、过饱，宜进餐清淡、易消化的食物，讲究睡眠卫生，养成良好的睡眠习惯。

第六节　腹胀

　　腹胀是指腹部胀大或胀满不适。腹胀是一种常见的消化系统症状，既可以是客观上的检查所见，即所见腹部一部分或全腹部膨隆；也可以是主观上感觉腹部一部分或全腹部胀满，通常伴有相关的症状，如呕吐、腹泻、嗳气等。引起腹胀的原因主要有胃肠道胀气、各种原因所致的腹水、腹腔肿瘤等。

刮痧穴位

　　膈俞穴　在脊柱区，第7胸椎棘突下，后正中线旁开1.5寸。

　　胆俞穴　在脊柱区，当第10胸椎棘突下，后正中线旁开1.5寸处。

　　脾俞穴　在脊柱区，第11胸椎棘突下，后正中线旁开1.5寸。

　　胃俞穴　在脊柱区，当第12胸椎棘突下，后正中线旁开1.5寸。

　　上脘穴　位于上腹部，脐中上5寸处，前正中线上。

　　中脘穴　位于上腹部，脐中上4寸处，前正中线上。

　　下脘穴　位于上腹部，脐中上2寸，前正中线上。

　　内关穴　在前臂前区，腕掌侧远端横纹上2寸，掌长肌腱与桡侧腕屈肌腱之间。

　　足三里穴　在小腿外侧，犊鼻下3寸，胫骨前脊外1横指处，犊鼻与解溪连线上。

　　三阴交穴　在小腿内侧，内踝尖上3寸，胫骨内侧缘后际。

　　公孙穴　在跖区，第1跖骨底的前下缘赤白肉际处。

刮痧方法

　　取俯卧位，裸露背部、均匀涂抹刮痧油。选取背部膀胱经膈俞穴、胆俞穴、脾俞穴、胃俞穴（图3-6-1）。采取面刮法依次从上而下进行刮拭，由点到线至面，转而再由面到线及点。要求力度均匀持久，从而达到深透的目的。

2 取仰卧位，裸露腹部、上肢部、下肢部，均匀涂抹刮痧油。选取腹部上脘穴、中脘穴、下脘穴（图3-6-2）；上肢部的内关穴，下肢部的足三里穴、三阴交穴、公孙穴（图3-6-3，图3-6-4）。采取面刮法从上到下刮拭各个部位，要求力度均匀持久，从而达到深透的目的。

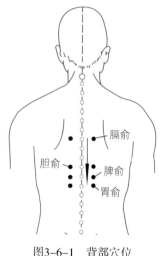

图3-6-1 背部穴位

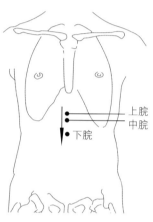

图3-6-2 胸部穴位

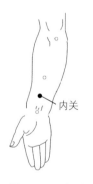

图3-6-3 内关穴

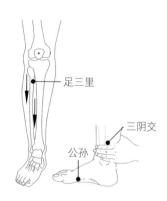

图3-6-4 下肢穴位

3 治疗时每个穴位刮拭3~5分钟，以刮出"痧"为标准。

刮痧疗程

每周治疗1次，3次为一疗程，共治疗3个疗程。

① 长期腹胀，刮痧治疗后症状不缓解，应寻求医生治疗，并定期进行检查。

② 针灸推拿对消化系统疾病效果较好，患者可配合使用推拿按摩手法，可即刻缓解症状。

③ 患者在接受治疗的同时，必须怡情释怀，方达到预期效果。

④ 平时要注意饮食规律，忌食刺激食物。

第七节 高血压病

高血压病是在安静状态下持续性动脉血压增高（血压140/90mmHg以上）为主要表现的一种常见的慢性疾病。高血压病的发生与肝火亢盛、阴虚阳亢、痰湿壅盛、气虚血瘀、阴阳两虚等因素有关，临床上主要表现为头痛、头晕、头胀、眼花、耳鸣、心悸、失眠、健忘等，重则出现脑、心、肾、眼底的器质性损害和功能障碍。

高血压临床上可分为原发性和继发性两类，病因不明者称为原发性高血压病；若高血压是某一种明确而独立的疾病所引起者，称为继发性高血压病，可由肾脏疾病、妊娠毒血症、脑部疾患、内分泌疾患等引起。

刮痧穴位

大椎穴　脊柱区，第7颈椎棘突下凹陷中，后正中线上，低头时最高颈椎棘突下。

肺俞穴　脊柱区，第3胸椎棘突下，后正中线旁开1.5寸。

心俞穴　在脊柱区，第5胸椎棘突下，后正中线旁开1.5寸。

肩井穴　在肩胛区，第7颈椎棘突与肩峰最外侧点连线的中点。

曲池穴　在肘区，在尺泽与肱骨外上髁连线中点凹陷处。

风市穴　在股部，髌底上7寸。

足三里穴　在小腿外侧，犊鼻下3寸，胫骨前脊外1横指处，犊鼻与解溪连线上。

太溪穴　在足踝区，内踝尖与跟腱之间的凹陷处。

刮痧方法

取俯卧位，裸露背部、均匀涂抹刮痧油。选取背部大椎穴、肩井穴，膀胱经的肺俞穴、心俞穴等（图3-7-1）。采取面刮法依次从上而下进行刮拭，由点到线至面，转而再由面到线及点。要求力度均匀持久的手法操作，从而达到深透的目的。

2 取仰卧位或坐位，裸露上肢部、下肢部，均匀涂抹刮痧油。选取上肢部曲池穴（图3-7-2）。下肢外侧风市穴、足三里穴、太溪穴（图3-7-3，图3-7-4，图3-7-5）。采取面刮法从上到下进行刮拭各个部位，要求力度均匀持久，从而达到深透的目的。

3 治疗时每个穴位刮拭3～5分钟，以刮出"痧"为标准。

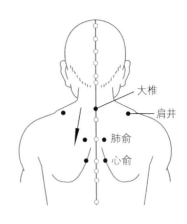

图3-7-1　背部穴位

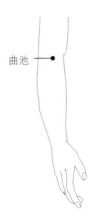

图3-7-2　曲池穴

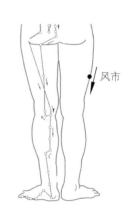

图3-7-3　风市穴

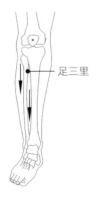

图3-7-4　足三里穴

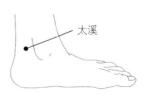

图3-7-5　太溪穴

刮痧疗程

每周治疗1次，3次为一疗程，共治疗4个疗程。若血压仍持续不稳定，可酌情增加疗程。

小贴士

① 刮痧治疗对Ⅰ、Ⅱ期高血压病有较好的效果，对Ⅲ期高血压可改善症状，但应配合降压药物治疗。

② 刮痧治疗，可调节血压，能有效缓解高血压或降压药物所引起的头痛、头晕、耳鸣、失眠、心悸、胸闷等症状。

③ 长期服用降压药物者，刮痧治疗时不要突然停药。经治一段时间，待血压降至正常或接近正常，自觉症状明显好转或基本消失后，再逐渐调整药量。

④ 高血压患者，应保持规律生活，进行适当的体育锻炼，忌食油腻、戒烟酒，同时保持情绪稳定和精神舒畅。

第八节　呃逆

呃逆俗称打嗝，古称"哕"，又称"哕逆"。是由横膈膜痉挛收缩引起的。健康人也可发生一过性呃逆，可因吞咽过快、突然吞气或腹内压骤然增高而引起，为膈肌痉挛引起的收缩运动，吸气时声门突然关闭发出一种短促的声音。可发于单侧或双侧的膈肌。中医学认为，呃逆为胃气上逆动膈，气逆上冲，喉间"呃呃"连声，气短而频，不能自制为主要临床表现的病证。呃逆可自行消退，有的可持续较长时间而成为顽固性呃逆，多与胃寒凝滞、肝气犯胃、痰食阻滞以及脾胃阳虚、胃阴不足等所致。胃失和降，膈间气机不利，气逆动膈是呃逆的主要病机。呃逆频繁或持续24小时以上，称为难治性呃逆。

本病为西医学的膈肌痉挛，既可单独发生，又常见于胃肠神经官能症、胃炎、胃扩张、肝硬化晚期、脑血管疾病、尿毒症以及其他某些疾病过程中。

刮痧穴位

中脘穴　在上腹部，当脐中上4寸，前正中线上。

气海穴　在下腹部，脐中下1.5寸，前正中线上。

关元穴　在下腹部，脐中下3寸，前正中线上。

内关穴　在前臂前区，腕掌侧远端横纹上2寸，掌长肌腱与桡侧腕屈肌腱之间。

膈俞穴　背部第七胸椎棘突下，正中线旁开1.5寸处。

膈关穴　在背部，当第7胸椎棘突下，旁开3寸。

刮痧方法

1 取仰卧位，裸露胸部、手腕部，均匀涂抹刮痧油。选取腹部中脘穴、气海穴、关元穴（图3-8-1）；手腕上部内关穴（图3-8-2）。采取面刮法依次从上而下进行刮拭。要求力度均匀持久，从而达到深透的目的。

2 取俯卧位或坐位，裸露背部，均匀涂抹刮痧油。选取膀胱经的膈俞穴、膈关穴等（图3-8-3）。采取面刮法从上到下进行刮拭，要求力度均匀持久，从而达到深透的目的。

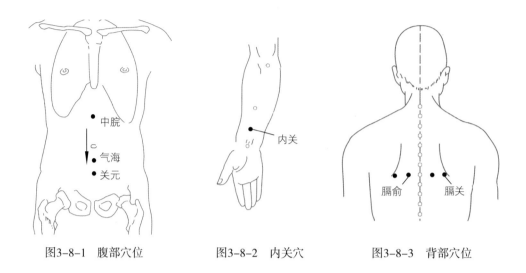

图3-8-1 腹部穴位　　　　图3-8-2 内关穴　　　　图3-8-3 背部穴位

3 治疗时每个穴位刮拭3～5分钟，以刮出"痧"为标准。

刮痧疗程

　　轻症，只需治疗1次，症状即可减轻；若持续呃逆，可待痧退去后再治疗，出痧少或无痧者，每日或隔日1次，直至症状完全消失。

小贴士

　　① 刮痧后，仍久呃不止，应及时去医院进行检查，明确查找病因，进行相应治疗。

　　② 有习惯性呃逆患者，应注意饮食习惯，不可过食刺激性食物，还应注意胃部保暖。

　　③ 针药并用疗效好。临床治疗可结合药物、穴位按压、针灸等法。

第九节 胃痛

胃痛是由于不良饮食习惯、长期忧思恼怒、酗酒、或长期服用某些药物等原因，而引起的胃黏膜慢性炎症萎缩性病变。是脾胃病科常见病之一。胃痛表现为上腹胃脘部疼痛，进食后饱胀感、嗳气，可伴有食欲减退、恶心、呕吐等症状，是一种常见的反复发作性消化系统病证。

基本病机为脏腑气机阻滞，气血运行不畅，经脉痹阻，"不通则痛"；或脏腑经脉失养，不荣而痛。病理因素主要有寒凝、火郁、食积、气滞、血瘀。病理性质不外寒热虚实四端，四者往往相互错杂。病位在胃脘部，病变脏腑涉及肝、胆、脾、肾、膀胱、大小肠等。临床应根据不同证候，分辨寒热的轻重，虚实的多少，气血的深浅，以"通"为治则，实则攻之，虚则补之，热者寒之，寒者热之，滞者通之，随病机兼夹变化，或寒热并用，或攻补兼施，灵活遣方用药。

本病多见于胃及十二指肠溃疡、慢性胃炎、胃神经官能症。

刮痧穴位

上脘穴 位于上腹部，脐中上5寸处，前正中线上。

中脘穴 位于上腹部，脐中上4寸处，前正中线上。

下脘穴 位于上腹部，脐中上2寸，前正中线上。

内关穴 在前臂前区，腕掌侧远端横纹上2寸，掌长肌腱与桡侧腕屈肌腱之间。

足三里 在小腿外侧，犊鼻下3寸，胫骨前脊外1横指处，犊鼻与解溪连线上。

三阴交 在小腿内侧，内踝尖上3寸，胫骨内侧缘后际。

公孙穴 在跖区，第1跖骨底的前下缘赤白肉际处。

太冲穴 在足背，第1、2跖骨间，跖骨底结合部前方凹陷中。

刮痧方法

取仰卧位，裸露腹部、上肢部、下肢部，均匀涂抹刮痧油。选取腹部中脘穴、上脘穴、下脘穴（图3-9-1）；上肢部内关穴（图3-9-2）；下肢部足三里、三阴交、公孙穴（图3-9-3）；采取面刮法从上至下进行刮拭。选取足背部太冲穴（图3-9-4）；采取垂直按揉法进行按揉。要求力度均匀持久，从而达到深透的目的。

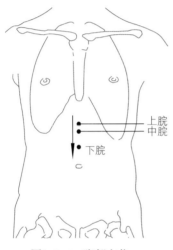

图3-9-1　腹部穴位

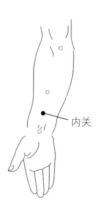

图3-9-2　内关穴

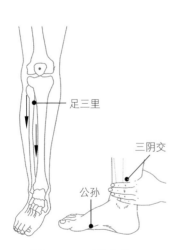

图3-9-3　下肢穴位

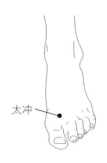

图3-9-4　太冲穴

2 取俯卧位，裸露背部，均匀涂抹刮痧油。选取足太阳膀胱经之膈俞穴、胆俞穴、脾俞穴、胃俞穴（图3-9-5）。采取面刮法从上到下进行刮拭，要求力度均匀持久，从而达到深透的目的。

3 治疗时每个穴位刮拭3～5分钟。

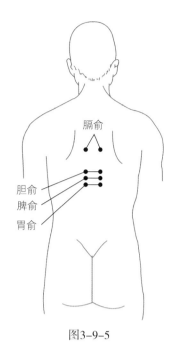

膈俞
胆俞
脾俞
胃俞

图3-9-5

刮痧疗程

每周治疗2～3次。3次为一疗程，治疗3个疗程。

小贴士

① 对胃、十二指肠溃疡出血期的患者，一般在腹部、背部不宜施手法。

② 胃痛是一种疾病的症状，平时要养成好的饮食习惯，三餐要定时定量，不能在睡前进食也不要暴饮暴食，少吃一些刺激性及生冷、油腻的食物。

③ 平时多吃一些富含蛋白质和维生素的食物，多吃一些温中益气的食物，比如姜、芥末、姜、韭菜、牛羊肉、南瓜、胡桃、龙眼肉等可以起到缓解腹痛的作用。

④ 注意生活规律，心情开朗，不宜过度疲劳。

第十节 腹泻

腹泻是消化系统最常见的症状,多因感受外邪,或被饮食所伤,或情志失调,或脾胃虚弱,或脾肾阳虚等原因引起,以排便次数增多,粪便稀溏,甚至泻出如水样为主症的病证。腹泻的病位主要在脾胃和大小肠,其中主脏在脾。其主要致病因素为湿,即《难经》所谓"湿多成五泄"。

本病多见于西医学的急慢性肠炎、肠结核、肠功能紊乱、结肠过敏以及消化不良等疾病。

刮痧穴位

中脘穴　位于上腹部,脐中上4寸处,前正中线上。

气海穴　在下腹部,前正中线上,脐中下1.5寸。

关元穴　在下腹部,前正中线上,脐中下3寸。

内关穴　在前臂前区,腕掌侧远端横纹上2寸,掌长肌腱与桡侧腕屈肌腱之间。

天枢穴　在腹部,横平脐中,前正中线旁开2寸。

足三里　在小腿外侧,犊鼻下3寸,胫骨前脊外1横指处,犊鼻与解溪连线上。

上巨虚　在小腿前外侧,犊鼻下6寸,犊鼻与解溪连线上。

阴陵泉穴　在小腿内侧,胫骨内侧髁下缘与胫骨内侧缘之间的凹陷中。

公孙穴　在跖区,第1跖骨底的前下缘赤白肉际处。

刮痧方法

取仰卧位，裸露腹部、手腕部，均匀涂抹刮痧油。选取腹部中脘穴、气海穴、关元穴、双侧天枢穴（图3-10-1）；手腕上部内关穴（图3-10-2）。采取面刮法依次从上而下按由点到线至面，转而再由面到线及点，力度均匀持久的手法操作，从而达到深透的目的。

裸露下肢部、足部，均匀涂抹刮痧油。选取下肢部足三里至上巨虚，采取面刮法从上到下进行刮拭，下肢部的阴陵泉、足部公孙穴采取平面按揉法（图3-10-3）。要求力度均匀持久，从而达到深透的目的。

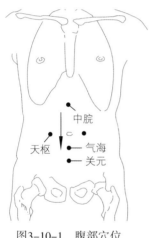

图3-10-1　腹部穴位

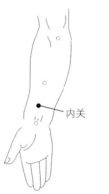

图3-10-2　内关穴

治疗时每个穴位刮拭3~5分钟，以刮出"痧"为标准。

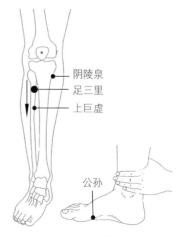

图3-10-3　下肢穴位

刮痧疗程

每周治疗1～2次，3次为一疗程，共治疗3个疗程。

小贴士

① 腹泄严重，有脱水者，需及时补液。

② 饮食：注意饮食卫生，不暴饮暴食，不吃腐败变质食物，不喝生水、冷水等；饮食要清淡易消化，不宜吃甜、冷、肥腻的食物。

③ 增强体质：慢性泄泻病人，应加强锻炼身体，以增强体质，如体操、太极拳、气功等。

④ 预防：平素注意天气变化而增减衣物以防外感引起腹泻。

第十一节　便秘

便秘是指由于大肠传导功能失常导致的以大便排出困难，排便间隔时间延长为临床特征的一种病证。便秘既是一种独立的病证，也是一个在多种急慢性疾病过程中经常出现的症状。便秘可以影响各年龄段的人。女性多于男性，老年多于青、壮年。因便秘发病率高、病因复杂，患者常有许多苦恼，便秘严重时会影响生活质量。便秘常表现为：便意少，便次也少；排便艰难、费力；排便不畅；大便干结、硬便、排便不净感；便秘伴有腹痛或腹部不适。部分患者还伴有失眠、烦躁、多梦、抑郁、焦虑等精神心理障碍。

由于便秘是一种较为普遍的症状，症状轻重不一，大部分人常常不去特别理会，认为便秘不是病，不用治疗，但实际上便秘的危害很大。便秘的"报警"征象包括便血、贫血、消瘦、发热、黑便、腹痛及和肿瘤家族史。如果出现报警征象应马上去医院就诊，作进一步检查。

刮痧穴位

大肠俞穴　在脊柱区，第4腰椎棘突下，后正中线旁开1.5寸。

肾俞穴　在背部，第2腰椎棘突旁开1.5寸处。

天枢穴　在腹部，横平脐中，前正中线旁开2寸。

足三里　在小腿外侧，犊鼻下3寸，胫骨前脊外1横指处，犊鼻与解溪连线上。

上巨虚　在小腿外侧，当犊鼻下6寸，犊鼻与解溪的连线上。

手三里　在前臂，肘横纹下2寸，阳溪与曲池连线上。

支沟穴　在前臂后区，腕背侧远端横纹上3寸，尺骨与桡骨间隙中点。

刮痧方法

取俯卧位，裸露背部，均匀涂抹刮痧油。选取背部大肠俞穴、肾俞穴（图3-11-1）；采取面刮法依次从上而下按由点到线至面，转而再由面到线及点，力度均匀持久的手法操作，从而达到深透的目的。

2 取仰卧位，裸露腹部、上肢部，均匀涂抹刮痧油。选取腹部双侧天枢穴（图3-11-2）；下肢部足三里至上巨虚（图3-11-3）；上肢部手三里、支沟穴（图3-11-4）。采取面刮法从上向下刮拭。要求力度均匀持久，从而达到深透的目的。

3 治疗时每个穴位刮拭3～5分钟，以刮出"痧"为标准。

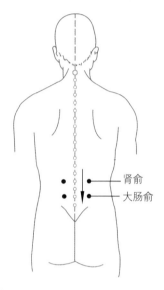

图3-11-1 腰背部穴位

肾俞
大肠俞

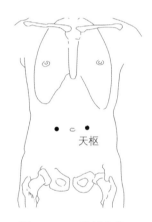

图3-11-2 腹部穴位

天枢

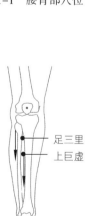

图3-11-3 下肢穴位

足三里
上巨虚

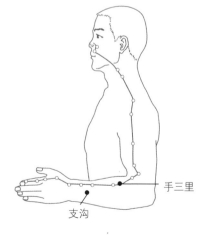

图3-11-4 上肢穴位

手三里
支沟

刮痧疗程

每周治疗2～3次，为一疗程，共治疗3个疗程。

① 刮痧手法的操作不宜在饭后立即进行，应在饭后2小时实施。

② 饮食中必须有适量的纤维素，主食不要过于精细，要适当吃些粗粮，并包含定量的蔬菜与水果。

③ 应保持精神的舒畅，并进行适当的体力活动，加强体育锻炼。孕妇应该积极的散步，做些轻度的家务来活动身体，促进胃肠蠕动，有助于促进排便。

④ 全天都应多饮凉开水以助润肠通便，晨起空腹饮一杯淡盐水或蜂蜜水，配合腹部按摩或转腰，让水在肠胃振动，加强通便作用。

第十二节　眩晕

眩晕是由于清窍失养，脑髓不充，临床上以头晕眼花为主症的一类病证。眩即眼花，晕是头晕，两者多同时并见，故统称为"眩晕"。眩晕为临床常见病证，多见于中老年人，亦可发于青年人。本病可反复发作，妨碍正常工作及生活，严重者可发展为中风、厥证或脱证而危及生命。

刮痧穴位

百会穴　在头部，前发际正中直上5寸。

四神聪穴　在头部，百会穴前后左右各旁开1寸，共4穴。

头维穴　在头部，额角发际直上0.5寸，头正中线旁4.5寸。

头临泣穴　在头部，前发际上0.5寸，瞳孔直上。

风府穴　在颈后区，枕外隆凸直下，两侧斜方肌之间凹陷中。

太阳穴　在头部，当眉梢与目外眦之间，向后约一横指的凹陷中。

风池穴　在项后区，枕骨之下，胸锁乳突肌上端与斜方肌上端之间的凹陷处。

肩井穴　在肩胛区，第7颈椎棘突与肩峰最外侧点连线的中点。

肝俞穴　在脊柱区，第9胸椎棘突下，后正中线旁开1.5寸。

肾俞穴　在脊柱区，第2腰椎棘突下，后正中线旁开1.5寸处。

足三里穴　在小腿外侧，犊鼻下3寸，胫骨前脊外1横指处，犊鼻与解溪连线上。

三阴交穴　在小腿内侧，内踝尖上3寸，胫骨内侧缘后际。

太冲穴　在足背，第1、2跖骨间，跖骨底结合部前方凹陷中。

涌泉穴　在足底，屈足蜷趾时足心最凹陷中。

刮痧方法

1 取坐位，取头部百会穴、四神聪穴、头维穴、头临泣穴、风府穴（图3-12-1），用单角刮法进行刮拭，取太阳穴，用平面按揉法进行按揉。

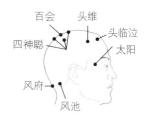

图3-12-1　头部穴位

2 取仰卧位，裸露后头部、项背部、背部、下肢部，均匀涂抹刮痧油。选取后头部风池穴，项背部肩井穴，背部膀胱经之肝俞、肾俞穴（图3-12-2）；下肢部胃经之足三里穴，脾经之三阴交穴（图3-12-3）；肝经之太冲穴，肾经之涌泉穴（图3-12-4，图3-12-5）。采取面刮法依次从上而下按由点到线至面，转而再由面到线及点，力度均匀持久的手法操作，从而达到深透的目的。

3 治疗时每个穴位刮拭3～5分钟，以刮出"痧"为标准。

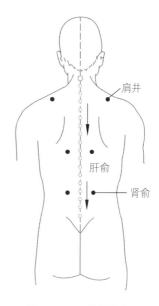

图3-12-2　背部穴位

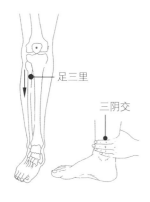

图3-12-3　下肢穴位

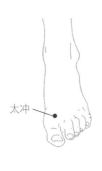

图3-12-4　太冲穴

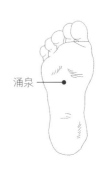

图3-12-5　涌泉穴

刮痧疗程

每周治疗1～2次，3次为一疗程，共治疗3个疗程。

① 刮痧后症状若不能缓解，应及时去医院进行检查，明确病因，进行相应治疗。

② 患者若身体许可，可到室外活动，如散步、打太极拳等增加运动量，提高心肺功能，改善全身血液循环，增进食欲，改善营养状况，有利于全身功能的恢复。

③ 忌浓茶、咖啡及辛辣之品；宜食富含营养以及多种维生素的食物，忌暴饮暴食；忌油腻过咸食物，戒烟戒酒。

第十三节　头痛

头痛是指头部经脉绌急或失养，致清窍不利所引起的以头部疼痛为主要症状的一种病证。本病为临床上的常见自觉症状，可单独出现，也可伴见于各种急慢性疾病的过程中。

头为"诸阳之会""清阳之府"，又为髓海之所在，居于人体之最高位，五脏之精血、六腑之清气皆上注于头，手足三阳经亦上会于头。外感风寒、风热、风湿等病邪，以及肝火上炎、痰浊、瘀血痹阻经络、气虚、血虚、阴虚阳亢等均可导致头痛。

病位虽在头，但与肝脾肾密切相关。风、火、痰、瘀、虚为致病之主要因素。邪阻脉络，清窍不利；精血不足，脑失所养，为头痛之基本病机。

本病常见于西医学脑血管病变、高血压、颅内疾病、多种感染性疾病、外伤、神经官能症能疾病的过程中。

刮痧穴位

百会穴　在头部，前发际正中直上5寸。

印堂穴　在头部，两眉之间中点凹陷处。

神庭穴　在头部，当前发际正中直上0.5寸。

风府穴　在颈后区，枕外隆凸直下，两侧斜方肌之间凹陷中。

天柱穴　在颈后区，横平第2颈椎棘突上际，斜方肌外缘凹陷中。

头维穴　在头部，额角发际直上0.5寸，头正中线旁4.5寸。

曲鬓穴　在头部，耳前鬓角发际后缘与耳尖水平线交点处。

风池穴　在项后区，枕骨之下，胸锁乳突肌上端与斜方肌上端之间的凹陷处。

刮痧方法

取坐位，取头项部百会穴、印堂穴、神庭穴、风府穴、天柱穴、头维穴、风池穴，后头部哑门穴、大椎穴（图3-13-1，图3-13-2），在头顶及侧头部刮拭，对以上穴位，及有疼痛、结节等阳性反应部位进行重点刮拭；取双侧太阳穴，用平面按揉法进行按揉。

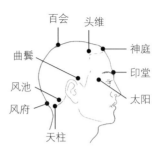

图3-13-1　头部穴位

2 取仰卧位，在背部膀胱经均匀涂抹刮痧油，取风门穴、肺俞穴（图3-13-2），采取面刮法依次从上而下按由点到线至面，转而再由面到线及点，力度均匀持久的手法操作，从而达到深透的目的。

3 治疗时每个穴位刮拭3～5分钟，以刮出"痧"为标准。

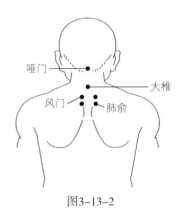

图3-13-2

刮痧疗程

每周治疗2～3次，3次为一疗程，共治疗4个疗程。

① 刮痧疗法除对颅内占位病变引起的头痛不适用外，对其他疾病引起的头痛，均可缓解症状。

② 经常刮拭头痛不减时，应及时、定期检查，明确头痛有无器质性病变。

③ 生活调理应注意避风寒、保暖，防止诱发致病，注意规律的睡眠、运动，注意劳逸结合，保持心情舒畅，避免精神紧张。

④ 饮食宜清淡，避免使用诱发偏头痛药物如避孕药、硝酸甘油、组织胺、利血平、肼苯达嗪、雌激素、过量维生素A等。

⑤ 应戒烟酒。

第十四节　面瘫

面瘫是以是以口眼向一侧歪斜为主症的病证，又称为口眼歪斜。多表现为病侧面部表情肌瘫痪，前额皱纹消失、眼裂扩大、鼻唇沟变浅或消失、口角下垂。在微笑或露齿动作时面部歪斜更加明显。患侧不能作皱额、蹙眉、闭目、鼓气和噘嘴等动作；鼓腮和吹口哨时，因患侧口唇不能闭合而漏气。进食时，食物残渣常滞留于病侧的齿颊间隙内，并常有口水自该侧淌下，泪液不能按正常引流而外溢。

本病与西医的面神经麻痹、面神经炎相关。引起面神经炎的病因有多种，临床上根据损害发生部位可分为中枢性面神经炎和周围性面神经炎两种。中枢性面神经炎病变位于面神经核以上至大脑皮层之间的皮质延髓束，通常由脑血管病、颅内肿瘤、脑外伤、炎症等引起。周围性面神经炎病损发生于面神经核和面神经。

刮痧穴位

百会穴　在头部，前发际正中直上5寸。

风池穴　在项后区，枕骨之下，胸锁乳突肌上端与斜方肌上端之间的凹陷处。

风府穴　在颈后区，枕外隆凸直下，两侧斜方肌之间凹陷中。

地仓穴　在面部，口角旁开0.4寸。

颊车穴　在面部，下颌角前上方1横指，闭口咬紧牙时咬肌隆起，放松时按之有凹陷处。

阳白穴　在头部，眉上1寸，瞳孔直上。

攒竹穴　在面部，眉头凹陷中，额切际处。

昆仑穴　在踝区，外踝尖与跟腱之间的凹陷中。

内庭穴　在足背，第2、3趾间，趾蹼缘后方赤白肉际处。

刮痧方法

1 取坐位，用面刮法刮拭全头，重点刮拭头部百会穴、后头部风池穴、风府穴；裸露前颈部、后头部，均匀涂抹刮痧油，采取面刮法进行刮拭。取头面部地仓穴、颊车穴、阳白穴，采取平面按揉法进行按揉；采取平面刮法刮拭头面部攒竹穴（图3-14-1）。取足部昆仑穴，采取平面按揉法进行按揉；取足部内庭穴，采取垂直按揉法进行按揉（图3-14-2）。

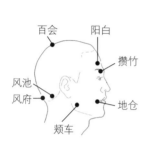

图3-14-1　头部穴位

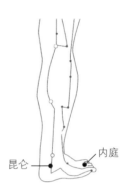

图3-14-2　足部穴位

2 治疗时每个穴位刮拭10～15分钟。刮拭手法要求力度均匀持久的手法操作，从而达到深透的目的。

刮痧疗程

每周治疗2～3次，3次为一疗程，共治疗4个疗程。

① 本病急性期时，应配合药物、针灸治疗，且宜少刺、浅刺，面部手法不宜过重；对于顽固性面瘫或面瘫恢复期可配合刮痧疗法，以增强疗效。
② 本病应避风寒，并注意保暖，不要劳累，并尽量戒除吸烟、酗酒等不良习惯。

第十五节　郁证

郁证是由于原本肝旺，或体质素弱，复加情志所伤引起气机郁滞，肝失疏泄，脾失健运，心失所养，脏腑阴阳气血失调而成，以心情抑郁，情绪不宁、胸部满闷、胁肋胀痛，或易怒易哭，或咽中如有异物梗塞等为主要临床表现的一类病证。

本病多为情志所伤，始于肝失条达，气失疏泄，故以气郁为先；由气及血，则为血郁；气郁日久化火，则为火郁；气滞湿阻，聚而成痰，则为痰郁；气滞水湿不行，湿气停留，则为湿郁；食滞不消而蕴湿、生痰、化热等，则又可成为湿郁、痰郁、热郁等证。此六郁互为因果又互相兼杂。

刮痧穴位

夹脊穴　在脊柱区，第一胸椎至第五腰椎棘突下两侧，后正中线旁开0.5寸，一侧17穴。

肝俞穴　在脊柱区，第9胸椎棘突下，后正中线旁开1.5寸。

魄门穴　在背部，当第9胸椎棘突下，后正中线旁开3寸。

胆俞穴　在脊柱区，当第10胸椎棘突下，后正中线旁开1.5寸。

期门穴　在胸部，当乳头直下，第6肋间隙，前正中线旁开4寸。

刮痧方法

取俯伏坐位，裸露背部，均匀涂抹刮痧油。取背部后正中线的督脉、后正中旁开0.5寸的夹脊穴，后正中旁开1.5寸的膀胱经三条经脉，操作者持刮痧板从上而下进行刮拭，重点刮拭肝俞穴、魄门穴、胆俞穴（图3-15-1）。按由点到线至面，转而再由面到线及点，力度均匀持久的手法操作，从而达到深透的目的。

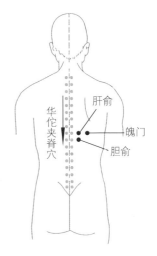

图3-15-1　背部穴位

2 取仰卧位，裸露腹部，均匀涂抹刮痧油。取期门穴（图3-15-2），从内到外进行刮拭。

3 治疗时每个穴位刮拭3～5分钟，以刮出"痧"为标准。

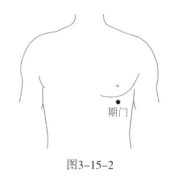

期门

图3-15-2

刮痧疗程

每周治疗2次，3次为一疗程，共治疗3个疗程。

小贴士

① 郁证日久，痰气互结，或化火上扰，或内蒙心神，可以发展为癫狂，临床应加重视。

② 适当参加文体活动，增强体质，注意情志调护，正确对待各种事物，避免忧思郁怒，防止情志内伤，是防治郁证的重要措施。

③ 应深入了解病史，详细进行检查，细致解释病情，使病人能正确认识和对待疾病，增强治愈疾病的信心，并解除情志致病的原因，以促进郁证的好转乃至痊愈。

第十六节　糖尿病

糖尿病是一种常见的内分泌代谢病。其基本病理生理改变是由于胰岛素分泌减少或相对不足，引起糖、脂肪、蛋白质和继发性的水、电解质代谢紊乱。临床可见多饮、多食、多尿、体重减少的"三多一少"症状。常伴有视物模糊、多汗、神疲乏力、四肢麻木等症状。

中医学称为"消渴"，是由先天禀赋不足、饮食不节、情志失调、劳倦内伤等导致阴虚内热所致。本病病机主要是阴津亏损，燥热偏盛。阴虚为本，燥热为标，阴愈虚则燥热愈盛，燥热愈盛则阴愈虚。消渴易引发诸多并发症，如痈疽、眼疾、劳嗽等。

刮痧穴位

肺俞穴　脊柱区，第3胸椎棘突下，后正中线旁开1.5寸。

脾俞穴　在脊柱区，第11胸椎棘突下，后正中线旁开1.5寸。

肾俞穴　在腰部，第2腰椎棘突旁开1.5寸处。

阳纲穴　在脊柱区，第10胸椎棘突下，后正中线旁开3寸。

意舍穴　在脊柱区，第11胸椎棘突下，后正中线旁开3寸。

胰俞穴　在脊柱区，第8胸椎棘突下，后正中线旁开1.5寸，膈俞穴与肝俞穴之间。

阳池穴　在腕后区，腕背侧远端横纹上，指伸肌腱的尺侧缘凹陷中。

足三里穴　在小腿外侧，犊鼻下3寸，胫骨前脊外1横指处，犊鼻与解溪连线上。

三阴交穴　在小腿内侧，内踝尖上3寸，胫骨内侧缘后际。

刮痧方法

取仰卧位，裸露背部，均匀涂抹刮痧油。取背部膀胱经之肺俞穴、脾俞穴、肾俞穴、阳纲穴、意舍穴，取经外奇穴双侧胰俞穴（图3-16-1）。操作者持刮痧板上而下进行刮拭，按由点到线至面，转而再由面到线及点，力度均匀持久的手法操作，从而达到深透的目的。

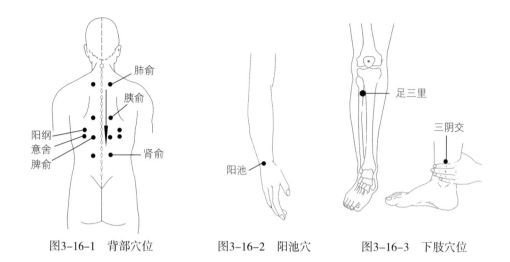

图3-16-1　背部穴位　　　　图3-16-2　阳池穴　　　　图3-16-3　下肢穴位

取坐位，裸露上肢手腕部、下肢部，取腕背部阳池穴，下肢部足三里穴、三阴交穴（图3-16-2，图3-16-3），采取平面按揉法进行刮拭。

治疗时每个穴位刮拭10～15分钟。

刮痧疗程

　　刮痧油法每周治疗1～2次，采用不刮痧油法每天1次。3次为一疗程，共治疗4个疗程。

① 生活调摄、节制饮食对本病的治疗具有极其重要的作用。在保证机体合理需要的情况下，应限制粮食、油脂的摄入，忌食糖类，养成规律性及合理性少量多餐、定时定量进餐的习惯，切忌暴饮暴食。

② "三多"和消瘦的程度是判断消渴病情轻重的重要标志。并发症是影响病情、损伤患者劳动力和危及患者生命的重要因素，故应十分注意及早防治各种并发症。

第十七节　内伤发热

内伤发热是指以内伤为病因，脏腑功能失调，气血阴阳失衡为基本病机，以发热为主要临床表现的病证。一般起病缓慢，病程较长，病势轻重不一，但以低热为多，或自觉发热而体温并不升高。常兼见头晕、神疲、自汗、盗汗、脉弱等症。

凡是不因感受外邪所致的发热，均属内伤发热的范畴。

刮痧穴位

大椎穴　脊柱区，第7颈椎棘突下凹陷中，后正中线上，低头时最高颈椎棘突下。

曲池穴　在肘区，在尺泽与肱骨外上髁连线中点凹陷处。

刮痧方法

1 取俯伏坐位，裸露项背部、上肢部，均匀涂抹刮痧油。取项背部之大椎穴、上肢部曲池穴（图3-17-1，图3-17-2）。操作者采取面刮法从上至下进行刮拭，要求力度均匀持久的手法操作，从而达到深透的目的。

2 治疗时每个穴位刮拭10～15分钟。

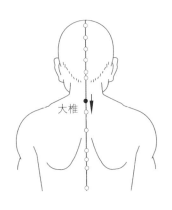

图3-17-1　大椎穴

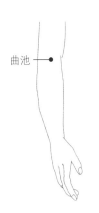

图3-17-2　曲池穴

刮痧疗程

刮痧油法每周治疗1～2次，采用不刮痧油法每天1次。3次为一疗程，共治疗3个疗程。

小贴士

① 内伤发热患者应注意休息，体温高者因卧床，部分长期低热患者，在体力允许的情况下，可做适当户外活动。

② 要保持乐观情绪，饮食宜进清淡、富于营养而又易于消化之品。

③ 由于内伤发热的患者常卫外不固而有自汗、盗汗，故应注意保暖、避风，防止感受外邪。

第十八节　高脂血症

　　高脂血症是指人体脂肪代谢异常，血中脂类含量超过正常的症证，血脂是血浆或血清中脂类的总称，主要成分为胆固醇、甘油三脂、磷脂、游离脂肪等。高脂血症是动脉硬化、高血压、冠心病、脑血管意外等病的主要诱因之一，主要由于情志所伤、黄疸、酒食不节，以及积聚迁延日久造成。本病多为脾虚，脾虚则脂肪积于肝脏，痰浊蕴结于肝，导致肝气失调。

　　一般来讲，高脂血症早期症状不明显，有时会出现头晕、神疲乏力、健忘失眠、肢体麻木、胸闷、心悸等症状，此时应进行积极调理，可缓解症状，并可有效预防本病。

刮痧穴位

夹脊穴　在脊柱区，第一胸椎至第五腰椎棘突下两侧，后正中线旁开0.5寸，一侧17穴。

心俞穴　在脊柱区，第5胸椎棘突下，后正中线旁开1.5寸。

膈俞穴　在脊柱区，第7胸椎棘突下，后正中线旁开1.5寸处。

肝俞穴　在脊柱区，第9胸椎棘突下，后正中线旁开1.5寸。

胆俞穴　在脊柱区，第10胸椎棘突下，后正中线旁开1.5寸。

三焦俞穴　在脊柱区，第1腰椎棘突下，后正中线旁开1.5寸。

肾俞穴　在脊柱区，在第2腰椎棘突下，后正中线旁开1.5寸。

郄门穴　在前臂前区，腕掌侧远端横纹上5寸，掌长肌腱与桡侧腕屈肌腱之间。

内关穴　在前臂前区，腕掌侧远端横纹上2寸，掌长肌腱与桡侧腕屈肌腱之间。

血海穴　在股前区，髌底内侧端上2寸，股四头肌隆起处。

足三里穴　在小腿外侧，犊鼻下3寸，胫骨前脊外1横指处，犊鼻与解溪连线上。

丰隆穴　在小腿外侧，外踝尖上8寸，胫骨前肌外缘。

公孙穴　在跖区，第1跖骨底的前下缘赤白肉际处。

刮痧方法

1 取仰卧位，裸露背部，均匀涂抹刮痧油。取背部夹脊穴，膀胱经之心俞穴、膈俞穴、肝俞穴、胆俞穴、三焦俞穴、肾俞穴（图3-18-1）。操作者采取面刮法从上至下进行刮拭，要求按由点到线至面，转而再由面到线及点，力度均匀持久的手法操作，从而达到深透的目的。

2 取坐位，裸露上肢部、下肢部，均匀涂抹刮痧油。选取上肢部郄门穴、内关穴（图3-18-2）；下肢部血海穴、足三里穴、丰隆穴（图3-18-3），采取面刮法进行刮拭。选取足部公孙穴（图3-18-4），采取单角法进行刮拭。

3 治疗时每个穴位刮拭10～15分钟。

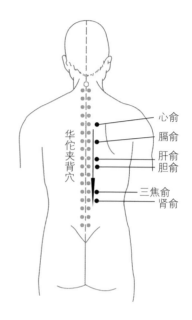

图3-18-1 背部穴位

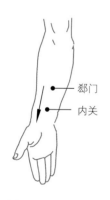

图3-18-2 上肢穴位

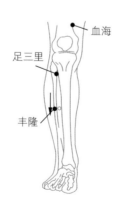

图3-18-3 下肢穴位

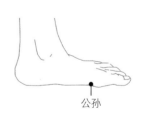

图3-18-4 公孙穴

刮痧疗程

每周治疗2次，每3次为一疗程，治疗4个疗程。

 小贴士

① 确诊高脂血症后，可以在药物治疗的同时配合以上刮痧疗法，对于有高脂血症家族史的患者，可采取以上刮痧疗法进行预防。

② 要保持乐观情绪，饮食宜进清淡、富于蛋白质、膳食纤维之品，如豆类、蛋类、鱼类、蔬菜等食物。

③ 减少脂肪、胆固醇、糖的摄入量，减少动物性脂肪、甜味食品及刺激性食物的摄入。

④ 保持良好的生活方式，戒烟限酒，适量运动，适当休息，控制体重增长。

第十九节　冠心病

　　冠心病是冠状动脉粥样硬化性心脏病的简称。冠心病在中医学中属"真心痛"、"厥心痛"、"胸痹"范畴。在本病的发病过程中，心脾肾是病之本，气滞、血瘀、痰浊、阴寒是病之标，以实证表现为多，或虚实夹杂。阳虚欲脱者，症状和后果均较严重。冠，是帽子的意思，由于冠状动脉位于心脏的上部，像帽子一样环绕心脏，它的主要作用是为心脏提供营养。冠状动脉硬化，动脉的管腔会变得狭窄、阻塞，心肌就会缺血、缺氧，从而引起冠心病的发生。

刮痧穴位

心俞穴　在脊柱区，第5胸椎棘突下，后正中线旁开1.5寸。

膈俞穴　在脊柱区，第7胸椎棘突下，后正中线旁开1.5寸。

至阳穴　在脊柱区，第7胸椎棘突下凹陷中，后正中线上。

膻中穴　在胸部，横平第4肋间隙，前正中线上。

郄门穴　在前臂前区，腕掌侧远端横纹上5寸，掌长肌腱与桡侧腕屈肌之间。

间使穴　在前臂前区，腕掌侧远端横纹上3寸，掌长肌腱与桡侧腕屈肌之间。

内关穴　在前臂前区，腕掌侧远端横纹上2寸，掌长肌腱与桡侧腕屈肌腱之间。

太溪穴　在足踝区，内踝尖与跟腱之间的凹陷处。

刮痧方法

　　取仰卧位，裸露背部，均匀涂抹刮痧油。取背部膀胱经之心俞穴、膈俞穴，督脉之至阳穴（图3-19-1）。操作者采取面刮法从上至下进行刮拭，要求按由点到线至面、转而再由面到线及点、力度均匀持久的手法操作，从而达到深透的目的。

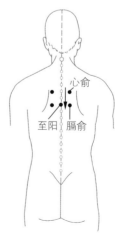

图3-19-1　背部穴位

2 取坐位，裸露腹部、上肢部，均匀涂抹刮痧油。选取腹部之膻中穴（图3-19-2）；上肢部心包经双侧郄门穴、间使穴、内关穴（图3-19-3），操作者采取面刮法从上至下进行刮拭，要求按由点到线至面，转而再由面到线及点。选取下肢部太溪穴（图3-19-4），采用平面按揉法进行刮拭。操作时力度均匀持久从而达到深透的目的。

3 治疗时每个穴位刮拭3~5分钟。

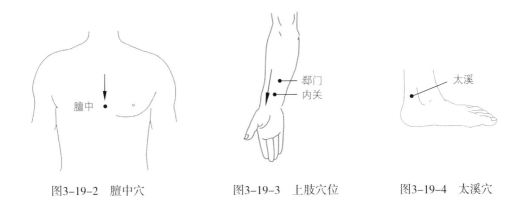

图3-19-2　膻中穴　　　　图3-19-3　上肢穴位　　　　图3-19-4　太溪穴

刮痧疗程

每周治疗2次，每3次为一疗程，治疗4个疗程。

小贴士

① 冠心病患者在药物治疗的同时，可配合以上刮痧法。有冠心病家族史，或自觉心悸气短、偶有心前区疼痛，未确诊为冠心病的患者，也可进行以上刮痧疗法进行预防。

② 隐性冠心病及轻度心绞痛型冠心病，可做刮痧疗法。对较重之冠心病，应配合药物及其他方法全面治疗。

③ 要保持良好的生活方式和乐观情绪，劳逸结合，适量运动。

④ 饮食方面应少食肥甘，多食新鲜富含维生素的食品，不可暴饮暴食，戒烟酒。

第二十节 中暑

中暑多发生于高温和湿度较大的环境中，以体温调节中枢障碍、汗腺功能衰竭和水电解质丧失过多为特征的疾病。

中暑的原因较多，主要有气温过高、温度大、暴晒时间长、劳动强度过大、体质较弱、营养不良等，根据发病机制及临床表现不同，可分为"虚脱型"和"高热型"。虚脱型中暑，症状为大量出汗，以致脱水、失盐、血压下降、脑缺血、晕厥，患者多为老年人和体弱者，所以虚脱型中暑禁用泻法。高热型中暑，容易发生体温调节障碍而出现高热、昏迷等表现，患者多为体力劳动者。

刮痧穴位

人中穴　位于鼻唇沟的上1/3与下2/3交界处，为急救晕厥要穴。

百会穴　在头部，前发际正中直上5寸。

曲泽穴　在肘前区，肘横纹上，肱二头肌腱的尺侧缘凹陷中。

内关穴　在前臂前区，腕掌侧远端横纹上2寸，掌长肌腱与桡侧腕屈肌腱之间。

合谷穴　在手背，第2掌骨桡侧的中点处。

大椎穴　脊柱区，第7颈椎棘突下凹陷中，后正中线上，低头时最高颈椎棘突下。

至阳穴　脊柱区，第7胸椎棘突下凹陷中，后正中线上。

肺俞穴　脊柱区，第3胸椎棘突下，后正中线旁开1.5寸。

心俞穴　脊柱区，第5胸椎棘突下，后正中线旁开1.5寸。

刮痧方法

取仰靠坐位，选取人中穴，采取点按法以重力连续按压。选取头顶部百会穴（图3-20-1），采取单角刮法进行刮拭。

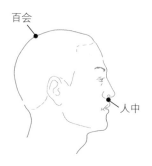

图3-20-1　头部穴位

2 取仰靠坐位，裸露上肢部，均匀涂抹刮痧油。选取上肢部曲泽穴、内关穴，采取面刮法从肘部向指尖方向进行刮拭。选取合谷穴，采取平面按揉法进行按揉（图3-20-2，图3-20-3）。

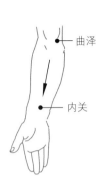

图3-20-2　上肢穴位

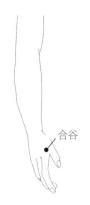

图3-20-3　合谷穴

3 取俯卧位，裸露背部，均匀涂抹刮痧油。取背部督脉之大椎穴、至阳穴，膀胱经之双侧肺俞穴、心俞穴（图3-20-4）。操作者采取面刮法从上至下进行刮拭，要求按由点到线至面，转而再由面到线及点，力度均匀持久的手法操作，从而达到深透的目的。

4 治疗时每个穴位刮拭5～10分钟。

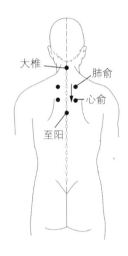

图3-20-4　背部穴位

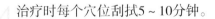
刮痧疗程

　　轻症，只需治疗1次，症状即可减轻，出痧重者，待痧退去后再治疗，出痧少或无痧者，每日或隔日1次，直至症状完全消失。

① 若是由于夏季高温而出现汗多、头晕，无其他症状，可采用以上刮痧方法进行治疗。可宽胸理气，增强心肺功能，还可避免中暑的发生。

② 中暑晕厥者，刮痧甚少，症状不缓解者，应立即采取综合急救措施。

③ 夏季出行应躲避烈日，并及时补充水分，坚持锻炼，提高耐热能力，饮食宜富于营养而又易于消化之品。

（以上章节由鹿秀云、王锋编写）

第四章 外科疾病

第一节 落枕

落枕病因主要有以下几个方面：一是肌肉扭伤，如夜间睡眠姿势不良，头颈长时间处于过度偏转的位置；或因睡眠时枕头不合适，过高、过低或过硬，使头颈处于过伸或过屈状态，均可引起颈部一侧肌肉紧张，使颈椎小关节扭错，时间较长即可发生静力性损伤，使伤处肌筋强硬不和，气血运行不畅，局部疼痛不适，动作明显受限等。二是感受风寒，如睡眠时受寒，盛夏贪凉，使颈背部气血凝滞，筋络痹阻，以致僵硬疼痛，动作不利。三是某些颈部外伤，也可导致肌肉保护性收缩以及关节扭挫，再逢睡眠时颈部姿势不良，气血壅滞，筋脉拘挛，也可导致本病。四是素有颈椎病等颈肩部筋伤，稍感风寒或睡姿不良，即可引发本病，甚至可反复"落枕"。

一般表现为起床后感觉颈后部、上背部疼痛不适，以一侧为多，或有两侧俱痛者，或一侧重，一侧轻，由于身体由平躺改为直立，颈部肌群力量改变，可引起进行性加重，甚至累及肩部及胸背部。多数患者可回想到昨夜睡眠位置欠佳，检查时颈部肌肉有触痛。由于疼痛，使颈项活动不利，不能自由旋转，严重者俯仰也有困难，甚至头部强直于异常位置，使头偏向病侧。检查时颈部肌肉有触痛，浅层肌肉有痉挛、僵硬，触之有"条索感"。

刮痧穴位

风池穴 位于项部，当枕骨之下，胸锁乳突肌与斜方肌上端之间的凹陷处。

肩井穴 位于肩上，前直乳中，当大椎与肩峰端连线的中点，即乳头正上方
与肩线交接处。

悬钟穴 外踝尖上3寸，腓骨前缘。

外关穴 位于前臂背侧，手腕横皱纹向上两指宽处。

刮痧方法

1 患者直坐，医者站其后一手轻取刮疹板以45°斜度，平面朝下，将刮痧活血剂涂抹在患部（颈部痛点）或穴位范围的经脉线上。然后循经刮拭，有效经穴：胆经为风池、肩井、悬钟；三焦经为外关。

2 刮拭顺序：后颈部、肩上（图4-1-1）、小腿外侧（图4-1-2）、手臂外后侧（图4-1-3）。每经穴刮拭1～5分钟，每日1次，刮拭力度要根据患者的体型、体质、忍受度来决定。被刮经穴由开始的僵硬感、不适感到经络通时以麻、酸、胀、痛及灼烧感为好。刮拭过程中尽量避风，边刮边嘱病人自然放松摆头，也可自然呼吸，以促进气血畅通。刮痧后会使汗孔扩张，半小时内不要冲冷水澡，可洗热水澡，以促进血液循环。

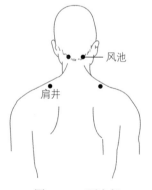

图4-1-1 颈肩部

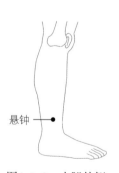

图4-1-2 小腿外侧

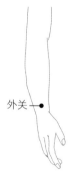

图4-1-3 手臂外侧

刮痧疗程

一般经1～2次治疗后可明显缓解。

① 落枕症状反复发作或长时间不愈应考虑是否存在颈椎病，应找专科医生检查，以便及早发现、治疗。

② 预防落枕的发生：平时注意用枕适当、颈部保暖、姿势正确以及避免损伤等。

第二节　颈型颈椎病

颈型颈椎病是在颈椎肌肉、韧带、关节囊急慢性损伤、椎间盘退化变性、椎体不稳、小关节错位等基础上，风寒侵袭局部、疲劳、睡姿不当或枕头过高，使颈椎过伸或过屈，颈部某些肌肉、韧带、神经受到牵张或压迫所致，多在夜间和晨起时发作，有自然缓解和反复发作倾向，为临床常见病多发病，且不断呈现年轻化趋势。

本病可见颈项僵硬、疼痛，可有整个肩部疼痛发僵，不能做点头、仰头及转头活动，出现斜颈姿势。转头时躯干同时转动，亦可出现头晕症状，少数患者出现放射性肩臂手疼痛、麻胀，打喷嚏或咳嗽症状加重。

刮痧穴位

风池穴　在项部，当枕骨之下，胸锁乳突肌与斜方肌上端之间的凹陷处。

天柱穴　位于项部斜方肌起始部，颈椎骨上端，支撑头颅，意示擎天之柱而名。

大椎穴　在后背正中线上，第7颈椎棘突下凹陷中。

肩井穴　在肩上，前直对乳中，当大椎穴与肩峰端连线的中点上。

完骨穴　在头部，当耳后乳突的后下方凹陷处。

肩中俞　在背部，当第7颈椎棘突下，旁开2寸。

肩外俞　在背部，在第一胸椎棘突下旁开3寸。

曲垣穴　背部肩胛骨内上侧。

百会穴　头顶正中心，两耳角直上连线中点。

四神聪　百会穴前、后、左、右各开1寸处，因共有四穴。

率谷穴　在头部，当耳尖直上入发际1.5寸。

附分穴　第2胸椎棘突下，旁开3寸。

魄户穴　第3胸椎棘突下，旁开3寸。

刮痧方法

1　局部常规消毒后，将刮痧活血油数滴涂于患部，运用长方形刮痧板与皮肤呈45°角从风池、天柱沿斜方肌颈段由上向下分别刮向大椎、肩井等穴，反复5~6次（图4-2-1）；从风池、完骨沿胸锁乳突肌由上向下轻轻刮拭5~6次（图4-2-2）。用刮痧板边揉胸锁乳突肌1~2分钟，用刮痧板角揉风池、天柱、肩中俞、肩外俞、曲垣穴，每穴半分钟（图4-2-1）。

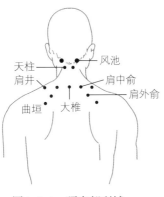

图4-2-1　颈肩部刮拭

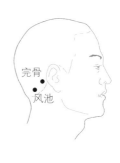

图4-2-2　侧颈部刮拭

2　伴头痛、头沉、记忆力减退等上颈段损伤表现者，用刮痧板角揉自拟穴颈2（第2颈椎棘突下旁开1寸），由前向后刮拭百会、四神聪、率谷1~2分钟（图4-2-3，图4-2-4）。由上向下快速刮拭颈枕结合部，沿胆经及膀胱经头部循行线由前向后、由上向下刮拭侧头部和后头部，反复8~10次。

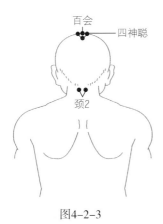

图4-2-3

图4-2-4

3 伴肩胛部疼痛、上肢一过性麻木等下颈段损伤表现者，用刮痧板角揉自拟穴颈4（第4颈椎棘突下旁开1寸）、颈6（第6颈椎棘突下旁开1寸）、肩井、附分、魄户穴，每穴半分钟（图4-2-5）。用刮痧板边揉斜方肌反复5～6次；采用擦法往返摩擦斜方肌数次，以局部发热为度。上下颈段均损伤者以上两种方法结合使用。

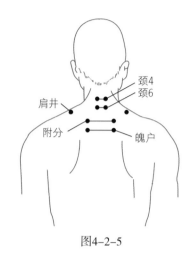

图4-2-5

4 以患者自然反应为主，不必强求出痧。刮痧后饮温开水300～400ml。所出痧点不必处理，自然消退即可。

刮痧疗程

每7天刮痧1次，3次为一疗程，治疗1个疗程。

小贴士

① 颈椎病可分为颈型颈椎病、神经根型颈椎病、椎动脉型颈椎病、脊髓型颈椎病、交感神经型颈椎病和食管压迫型颈椎病等，本方法忌用于脊髓型颈椎病，其他类型颈椎病可参考应用。
② 忌长时间低头姿势，如看书、用电脑手机等。

第三节　肩周炎

肩周炎也称粘连性关节炎，是肩部周围组织多处发生慢性退行性、无菌性炎症病变，以肩部疼痛和功能障碍为主要症状。如得不到有效治疗，有可能造成"冻肩""肩凝症"，从而肩部关节活动受限。属中医学痹证范畴，亦称"肩痹"，其发生多由肝肾亏虚，感受风寒湿邪或劳损外伤，致气血运行不畅，肩周经络阻滞而发病。

本病除局部酸胀疼痛外，主动或被动做外旋、外展及向后上方抬高活动均受限，特别不能做外旋动作，肩关节主动或被动外展及前屈运动时，肩胛骨随之摆动而出现耸肩现象。

刮痧穴位

天柱穴　位于后头骨正下方凹处，也就是颈脖子处有一块突起的肌肉（斜方肌），此肌肉外侧凹处，后发际正中旁开约2厘米左右即是此穴。

肩井穴　位于大椎与肩峰端连线的中点上，前直对乳中。

魄户穴　在背部，当第3胸椎棘突下，旁开3寸。

膏肓穴　位于背部，当第4胸椎棘突下，左右四指宽处（或左右旁开3寸），肩胛骨内侧。

膈关穴　在背部，当第7胸椎棘突下，旁开3寸。

天宗穴　位于肩胛区，肩胛冈中点与肩胛骨下角连线上1/3与下2/3交点凹陷中，在冈下窝中央冈下肌中。

肩贞穴　在肩关节后下方，臂内收时，腋后纹头上1寸。

中府穴　位于胸部，横平第1肋间隙，锁骨下窝外侧，前正中线旁开6寸。

曲池穴　在肘横纹外侧端。

外关穴　在腕背侧远端横纹上2寸，尺骨与桡骨间隙中点。

刮痧方法

1 取坐位，先在患侧肩颈部压痛点及下列部位，均匀涂擦刮痧油或红花油。①后颈部从天柱至胸椎（图4-3-1）；②肩井至肩峰（图4-3-1）；③肩胛部魄户、膏肓至膈关（图4-3-2），天宗至肩贞一带（图4-3-1）；④肩前、肩上（肩髎）（图4-3-3）和肩后（肩贞）部位；⑤三角肌压痛点至曲池或三角肌压痛点至外关（图4-3-4）。

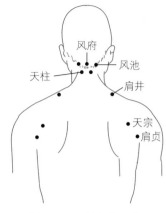

图4-3-1 颈肩部穴位

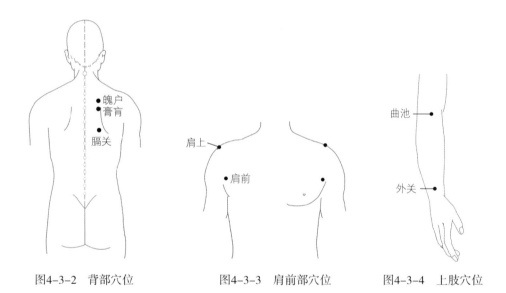

图4-3-2 背部穴位　　　　　图4-3-3 肩前部穴位　　　　　图4-3-4 上肢穴位

2 涂药后用刮痧板与患部皮肤呈45°倾斜角度，由上而下（颈部、肩上、肩后），由内而外（肩前）循经均匀刮拭治疗。其中肩胛部天宗至肩贞一带用刮板角刮拭。以皮肤表面出现红花朵点或青紫包块为度。痧疹消退后再行刮痧（每周1次或2次），每次刮治后须饮1杯白开水，以助痧毒排泄。

刮痧疗程

一般1～2次可见效，不效者可再次刮痧。

在刮痧时，坚持有效的肩关节功能锻炼可以促进康复，同时也可预防复发。其他如游旱泳、吊单杆、钓鱼、太极拳等体育运动都可以促进肩周炎的康复和预防复发。

第四节　胸椎小关节紊乱症

胸椎小关节属微动关节，其紊乱主要是由于胸椎关节突关节（胸椎后关节）和肋椎关节错位，从而牵拉周围组织，刺激肋间神经或胸神经后支，而出现胸背部疼痛，久之这些错位关节及其周围组织发生无菌性炎症改变引起慢性背部疼痛。通常口服非甾体解热镇痛药物治疗，疗效往往欠佳。中医学把胸椎小关节紊乱分属于"痹证"、"岔气"范畴，多因外伤、受凉、生活工作姿势不当，引起胸部气血瘀阻、经络闭阻、筋骨紊乱。

本病常发生在体力劳动者中，多有躯干用力扭转、挤压外伤史或劳损受凉病史。急性期：患者多主诉背部剧烈疼痛，活动受限。偶有向肋间隙、胸前、腰腹部相应部位放射性疼痛，常不能仰卧休息，深呼吸或咳嗽时痛剧。慢性期：多有背部酸胀痛或沉重感，久站、久坐、过劳或气候变化时症状加重，甚至不能转身。触诊患者脊突偏离脊柱中心轴线或畸形，患椎棘突旁压痛明显，附近肌肉紧张或有硬性条索或结节。患者椎旁按压可出现向患侧相应区域放射痛。

刮痧穴位

督脉　在背部，沿正中脊柱上行。

刮痧方法

1　患者取俯坐位或俯卧，术者根据患者疼痛部位，找出病变胸椎，在该疼痛点周围涂上刮痧油或乳，用水牛角板在患椎上下延伸2～3胸椎水平，沿正中线即督脉，自上向下均匀下刮30余次，以出痧为度（图4-4-1）。

2　可配合拔罐治疗。完成后嘱患者做前屈、后伸、侧弯、旋转活动胸椎1～2分钟，患者可立感疼痛消失，活动如常。

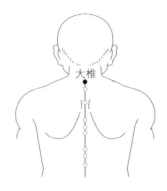

图4-4-1　督脉

 刮痧疗程

　　大多数患者1次可缓解症状，如果1周后未愈可再行1次。

小贴士　排除其他疾患，如胸椎结核、肿瘤等。

第五节　腰肌劳损

腰肌劳损又称腰背肌筋膜炎、功能性腰痛，是腰部软组织积累性劳损，而致肌肉、关节囊、滑膜、韧带、脂肪等软组织充血、水肿、粘连、挛缩或变性，出现长期慢性疼痛的病证。中医学认为，本病主要的外因有感受风寒湿邪、外伤劳损，主要的内因是气血不足、肝脾肾亏虚等。

本病证以腰部酸痛或胀痛为主，部分刺痛或灼痛。不能坚持弯腰工作，常被迫时时伸腰或以拳头击腰部以缓解疼痛。劳累时加重，休息时减轻；适当活动和经常改变体位时减轻，活动过度又加重；与气候环境条件也有一定关系，气温过低或湿度太大都可促发或加重症状。

刮痧穴位

脾俞　在背部，当第11胸椎棘突下，旁开1.5寸。

关元俞　位于腰部，当第5腰椎棘突下，旁开1.5寸。

肾俞　第2腰椎棘突下，旁开1.5寸。

大肠俞　在腰部，当第4腰椎棘突下，旁开1.5寸。

腰阳关　在腰部，当后正中线上，第4腰椎棘突下凹陷中。

委中穴　当腘横纹中点。

承山穴　当伸直小腿或足跟上提时，腓肠肌肌腹下出现的尖角凹陷处。

刮痧方法

采用循经刮痧和穴位刮拭相结合的方法。刮拭的经络主要为督脉和足太阳膀胱经，刮拭的穴位为背部和腿部的穴位，有脾俞、关元俞、肾俞、大肠俞、腰阳关、委中穴、承山穴（图4-5-1，图4-5-2）。具体操作方法如下。

在患者背部涂刮痧油，再用刮痧板与皮肤呈45°～90°角从上向下刮拭背部皮肤，先刮督脉。督脉要采用补刮法，即力度小，刮拭速度慢（≤30次/分钟）。

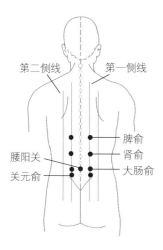

图4-5-1 腰部经络穴位

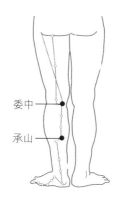

图4-5-2 下肢经络穴位

2 然后刮拭膀胱经的第1、2侧线。膀胱经要采用泻刮法，即刮拭的力度大，速度快（≥30次/分钟）。

3 用刮痧板的一角点刮拭脾俞、关元俞、肾俞、大肠俞、腰阳关、委中穴、承山穴。在刮痧过程中如患者感觉局部有酸、麻、胀痛或刺痛时，也应在相应部位点刮。

刮痧疗程

5天治疗1次，3次为1个疗程，治疗2个疗程。

① 防止潮湿，寒冷受凉。不要随意睡在潮湿的地方。根据气候的变化，随时增添衣服，出汗及雨淋之后，要及时更换湿衣或擦干身体。

② 急性腰扭伤，应积极治疗，防止转成慢性。

③ 体育运动或剧烈活动时，要做好准备活动。

④ 避免不良的工作姿势，如弯腰过久，或伏案过低等。

⑤ 防止过劳，在各项工作或劳动中注意有劳有逸。

第六节　腰椎间盘突出症

腰椎间盘突出症是由于腰椎间盘的纤维环破裂，其髓核连同残存的纤维环及覆盖其上的后纵韧带向椎管内突出，压迫附近的脊神经根，产生以腰腿痛为主要症状的疾病。症状多因腰部用力不当、受凉等因素诱发。该病的病因复杂多样，临床表现也不一致，此病有自愈倾向，应首选非手术治疗。

以腰腿疼痛为主要表现，严重者影响翻身和坐立，甚至不能行走。除腰部、下肢疼痛外，有时也可见酸胀、麻木感。检查可见腰椎棘突旁压痛。

刮痧穴位

督脉　人体腰背部后正中线上。

大椎穴　第7颈椎棘突下，低头时最高颈椎棘突下。

腰俞穴　后正中线上，适对骶管裂孔，臀沟分开处即是。

肾俞、大肠俞、关元俞　分别位于第2、4、5腰椎棘突下旁开1.5寸。

承扶、殷门、委中、承山　在大腿背侧臀下横纹中点至足跟横纹的中点一线。

环跳、风市、阳陵泉　在大腿外侧至小腿外侧部一线。

刮痧方法

1 取俯卧位，裸露胸背部、腰部及双下肢，以上部位均匀涂抹刮痧油。操作者持刮痧板从位于背部后正中线的督脉大椎穴开始，自上而下刮拭到位于骶管裂孔处的腰俞穴，并按此法反复刮拭多次（图4-6-1）。

2 然后按顺序选择足太阳膀胱经腰部之肾俞、大肠俞、关元俞、下肢承扶、殷门、委中、承山及足少胆

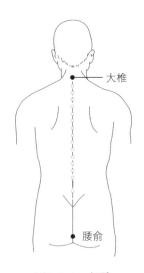

图4-6-1　督脉

经下肢之环跳、风市、阳陵泉进行刮拭。要求按由点到线至面，转而再由面到线及点，力度均匀持久的手法操作，从而达到深透的目的（图4-6-2、图4-6-3）。

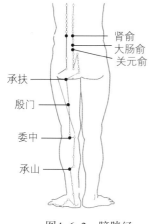

图4-6-2　膀胱经

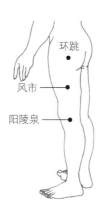

图4-6-3　胆经

3 对于急性期患者，只要体质条件允许，多采用重刮，尤以痛处和上述穴位为甚；对于慢性患者则采用轻刮。治疗时每个穴位刮拭2～3分钟；对于痛处则以刮出"痧"为标准。

刮痧疗程

每周治疗1次，3次为一疗程，共治疗3个疗程。

① 病情不能缓解或较重者，建议寻求医生治疗，以免延误或加重病情。

② 患病期间宜多休息，睡硬板床，避免负重和不良体位。

③ 腰椎间盘突出症常会伴随出现臀上皮神经损伤、梨状肌损伤等症状，同步治疗，效果更佳。

④ 症状缓解后仍需注意平时的体位和负重平衡，并加强腰部肌肉锻炼。

第七节　下肢关节疼痛

下肢关节疼痛可见于多种疾病，此处主要介绍由骨关节炎、痛风性关节炎导致的以膝关节、踝关节等疼痛为主的病变。

膝骨关节炎是中老年人群常见的一种疾病，在我国的中老年人约有30%～40%的发病率，以膝关节软骨的变性、破坏及骨质增生为特征的慢性关节病，主要表现为关节疼痛、肿胀和功能障碍。

痛风是嘌呤代谢紊乱和（或）尿酸排泄减少致血尿酸增高引起的一种临床综合征，其中痛风性关节炎是最常见的临床表现之一。痛风性关节炎常表现为跖趾关节、踝关节等处红肿热痛，甚至活动障碍和关节畸形，迁延难愈。近年来，随着人们生活水平的提高和饮食结构的改变，痛风在临床上的发病率呈明显增长的趋势。

刮痧穴位

足太阳膀胱经　位于下肢后面。

足少阳胆经　位于下肢侧面。

足阳明胃经　位于下肢前面。

华佗夹脊穴　第一胸椎至第五腰椎，各椎棘突下旁开0.5寸。

刮痧方法

膝骨关节炎：取俯卧位，膝关节局部均匀涂擦刮痧油，用刮痧板由上而下循足太阳经、足少阳经和足阳明经均匀刮拭，以皮肤出现红花朵点或青紫包块为度，每周1次，2周为1个疗程（图4-7-1、图4-7-2和图4-7-3）。

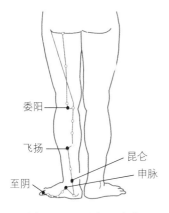

图4-7-1　足太阳膀胱经

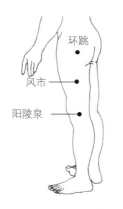

图4-7-2　足少阳胆经

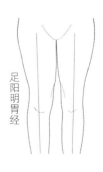

图4-7-3　足阳明胃经

2 痛风性关节炎：刮痧部位以背部为主，局部为辅。俯卧或坐位，暴露背部和患处，在刮拭部位涂上刮痧油，以均匀的力度按照由上到下、由轻到重、先中间后两边（脊柱及华佗夹脊穴）反复刮拭（图4-7-4）。以局部出现痧斑、痧疹或灼热感为度。急性期、间歇期和慢性期疗法相同。

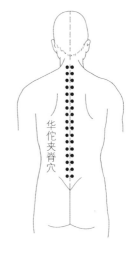

图4-7-4　华佗夹脊穴

刮痧疗程

5天进行1次，8次为1个治疗周期。

 小贴士

① 刮痧治疗期间，患者忌用冷水及淋雨，注意保暖。
② 减少关节的负重和过度的大幅度活动，以延缓病变的进程。
③ 痛风者应进食低嘌呤低能量饮食，保持合理体重，戒酒，多饮水。

第八节 踝关节扭伤

踝关节扭伤是临床上一种很常见的伤科疾病，在人体诸关节的损伤中发病率最高，多由间接暴力和直接暴力所致软组织扭伤，以内翻位外侧副韧带损伤最多见，与受伤的姿势有密切关系。可发生在任何年龄，以青壮年学生居多，男性多于女性。多由于行走不慎，足踏于不平之地，或下楼梯时突然踩空，或跳跃时足部着地不稳，致使足部突然发生内翻或跖屈内翻，或轻度背伸外翻发生跪跌姿势等引起。由于踝关节极度扭曲引起韧带过牵、移位、甚至撕裂，或其他筋肉组织撕裂，甚至嵌顿，发生局部渗出与血肿形成。

患者有急性或慢性踝关节扭伤，初次扭伤或反复扭伤。临床表现有明显的扭伤史，跛行，外踝前下方或下方有明显的肿胀、疼痛、瘀斑，尤以夜间为甚。诊断标准为足内、外翻时疼痛加重，压痛明显，局部皮下瘀血等，可根据体征和影像学检查确定踝关节扭伤的部位及严重程度。

刮痧穴位

足三里 在小腿外侧，犊鼻下3寸，犊鼻与解溪连线上。

解溪 在拇长伸肌腱与趾长伸肌腱之间；有胫前动、静脉；浅部当腓浅神经，深层当腓深神经。

丘墟 位于足外踝的前下方，当趾长伸肌腱的外侧凹陷处。

阿是穴 这类穴位一般都随病而定，多位于病变的附近，也可在与其距离较远的部位，没有固定的位置和名称。它的取穴方法就是以痛为腧，即人们常说的"有痛便是穴"。

昆仑 在外踝后方，外踝尖与跟腱之间的凹陷处。

太溪 足少阴原穴，位于足内侧，内踝后方与脚跟骨筋腱之间的凹陷处。

刮痧方法

1 备好刮痧油、刮痧板。刮拭有效
部位：胃经的足三里（图4-8-1）、
解溪（图4-8-3）；胆经的丘墟、阿是
穴（图4-8-2）；膀胱经的昆仑、压痛点
（图4-8-3）；肾经的太溪（图4-8-4）。

2 暴露治疗部位，用刮痧油涂抹患
处，右手持拿刮痧板，蘸取刮痧
油（一边刮拭，一边蘸油），利用腕力
和臂力，刮痧板一边缘1/3处触及患部
皮肤并倾斜45°，用力均匀适中，由
轻渐重，按血液循行方向和穴位范畴
的经脉线，由上而下，由内而外顺次
刮拭，刮拭面应尽量拉长。

3 每个部位刮30～60次，以患者能
耐受或出痧为度。每次刮治时间
以30～45分钟为宜。初次治疗时间宜
长但手法不宜太重。二次刮治时间间
隔3～5天，直到患处无瘀斑、瘀块，
病证自然痊愈为止。

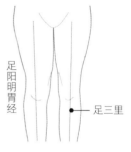

图4-8-1　胃经

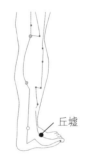

图4-8-2　胆经

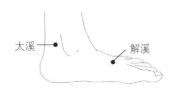

图4-8-3　肾经

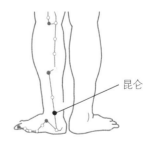

图4-8-4　膀胱经

刮痧疗程

通常连续2~3次为1个疗程，间隔5天再行下一疗程。如果刮拭1个疗程仍无效者，应进一步检查，必要时改用左右对称取穴和下病上治的上下对称取穴疗法。

小贴士

① 可配合按搓手法等，合用相得益彰而起到舒筋活血化瘀、行气通络止痛之作用，效果更显著。

② 熟练掌握所进行活动的技术动作，可以部分地防止踝关节扭伤的发生或降低踝关节扭伤的严重程度。

第九节 痤疮

痤疮是一种皮肤科常见的毛囊、皮脂腺慢性炎症性疾患，好发于颜面、胸背及颈部等皮脂腺分布较丰富的部位，以黑头或白头粉刺、炎性丘疹、继发脓疱或结节、囊肿及瘢痕为特征。多发于13～35岁的青年男女，一般到成年或中年后减少或自愈。随着人们生活方式及生活环境的变化，如生活节奏的加快，饮食向高热量、高脂肪、高蛋白的转变，以及环境污染等，使得人们精神紧张、睡眠减少、营养失衡等，最终导致机体内分泌失调，使痤疮的发病率呈逐年上升、发病年龄跨度变大以及向少年和中年发展的趋势。中医学认为引起痤疮的病因有外邪、饮食、情志、血瘀、湿热之邪等。

本治疗主要针对湿热型痤疮。可见皮肤油腻，以痛性丘疹和脓疱为主，间有结节，或伴口臭、便秘、尿赤，舌质红，苔黄腻，脉滑数。

刮痧穴位

大椎穴　该穴位于人体的颈部下端，正坐低头时凸起明显者为第7颈椎棘突，其下凹陷处即为此穴。

长强穴　在尾骨尖端下，尾骨尖端与肛门连线的中点处。

头维穴　位于人体的头侧部发际里，位于发际点向上一指宽，咬牙时肌肉也会动之处。

神庭穴　在头部，当前发际正中直上0.5寸。

印堂穴　当两眉正中间处。

阳白穴　位于目正视时，瞳孔直上，眉上1寸。

鱼腰穴　瞳孔直上，眉毛中。

太阳穴　在耳廓前面，当眉梢和外眼角的中点向后的凹陷处，大约0.5寸。

承泣穴　在面部，瞳孔直下，当眼球与眶下缘之间。

四白穴　双眼平视时，瞳孔正中央下约2厘米，当眶下孔凹陷处。

迎香穴　在鼻翼旁开约1厘米皱纹中，即在鼻翼外缘中点旁，当鼻唇沟中。

颧髎穴　当目外眦直下，颧骨下缘凹陷处。

下关穴　在面部耳前方，当颧弓与下颌切迹所形成的凹陷中，张口时隆起。

颊车穴　在面颊部，耳下大约一横指处，咀嚼时肌肉隆起时出现的凹陷处。

承浆穴　当颏唇沟的正中凹陷处。

刮痧方法

（一）刮痧部位

① 背部：选取项背部督脉经、膀胱经共5线。

② 面部：选取包括额区，眶上、下区，颧上、下区，下颌区四个部位。

额区：经外奇穴–印堂；足少阳胆经–阳白。

眶上、下区：经外奇穴–鱼腰、太阳；足阳明胃经–承泣、四白。

颧上、下区：手太阳小肠经–颧髎；手阳明大肠经–迎香；手阳明胃经–下关。

下颌区：任脉–承浆；足阳明胃经–颊车。

（二）刮痧步骤

背部刮痧（图4-9-1）

患者采取俯卧位，用酒精棉球清洁刮拭部位，然后涂抹刮痧油，取刮痧板先刮拭背部正中线，采用重刮法，由上向下刮拭，从大椎至长强分段刮拭10～20次为宜。

再刮拭两侧膀胱经第一侧线，距脊柱旁开1.5寸，将刮痧板边角置于该经大杼穴上，由上向下用重刮法、直线刮法等运板手法，每侧刮拭20～30次。

最后刮拭膀胱经第二侧线，据脊柱旁开3寸，操作方法与第1侧线相同，每侧刮拭20～30次，整个背部以15～20分钟为宜。刮拭完毕后，嘱患者饮下2大杯白开水（300ml以上）以促进水液代谢。

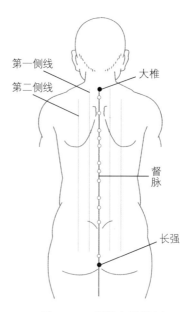

图4-9-1　督脉与膀胱经

2 面部刮痧（图4-9-2）

面部刮痧时选用面部专用刮痧板，患者采取仰卧位，用面巾纸清洁刮拭部位，然后涂抹刮痧乳。

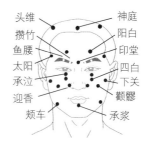

图4-9-2 面部刮痧

额部：板与皮肤形成5°～15°夹角，以面中线为起点，分别向左右两侧前额发际头维穴方向刮拭，轻手法刮拭10～20次。力量适中而平稳，动作连贯而流利，不要牵拉皮肤。对该区域内或区域边缘的经络、穴位进行单独刺激，如点压、按揉神庭、头维、印堂、阳白等穴位。

眶上、下区：使板前1/3断面汇合于鼻根处，与皮肤形成5°～15°夹角，分别向左右刮拭，紧贴眶骨大孔上缘至耳前，轻手法刮拭10～20次。刮时注意闭眼，刮板不要挤压眼球。再依上法对"眶下区"刮拭10～20次。

颧上、下区：从鼻翼开始向左右两侧分刮，沿眶骨下缘至耳前，用轻手法刮拭10～20次。再依上法从鼻翼下迎香穴刮至耳垂前10～20次，到耳前均需停顿加压。

下颌区：将刮板放在面中线下端，压住颌下皮肤，板与皮肤形成5°～15°夹角，沿下颌骨边缘向耳垂方向刮拭10～20次，到耳前稍停顿加压。

面部刮痧时，整体的方向是向外和朝上的，采用轻刮法。面部刮痧需涂抹刮痧乳，刮拭前额及两颧时，由中间向两侧刮。刮痧下颌部时，分别由内向外、向上刮，刮拭时间宜短、力量宜轻。刮拭过程均以补法开始，逐渐过度到平补平泻法，在痤疮处采用压力大速度慢的手法。

刮痧疗程

1周两次，1次15～20分钟，8次为一疗程，共4周。

① 面部有脓疱、结节、囊肿的患者不宜直接刮，避免感染。

② 湿热型痤疮注意少食用辛辣煎炒以及荤腥食物。

第十节　黄褐斑

黄褐斑又称"肝斑"、"蝴蝶斑"、"黑斑"等，黄褐斑的出现多与内分泌有关，尤其是和女性的雌激素水平有关，月经不调、妊娠、服避孕药或肝功能不好以及慢性肾病都可能出现黄褐斑。此外日晒和精神因素也会加重本病。中医学认为黄褐斑系气滞血瘀，肝肾功能失调所致。

皮疹对称性分布于颜面、额、两颊、鼻背两侧、唇周围、颏部皮肤，呈指盖至钱币大小或呈手掌大小、形状不规则的淡褐色或暗褐色沉斑，境界明显或模糊不清，可融合成大片。无自觉症状，慢性经过，日晒后加重。

刮痧穴位

太阳穴　当眉梢和外眼角的中点向后的凹陷处，大约0.5寸。

印堂穴　位于前额部，当两眉头间连线与前正中线之交点处。

迎香穴　位于鼻翼外缘中点旁，当鼻唇沟中间。

颧髎穴　目外眦直下，颧骨下缘凹陷处。

承泣穴　在面部，瞳孔直下，眶下缘上方。

四白穴　在面部，瞳孔直下，当眶下孔凹陷处。

承浆穴　在面部，当颏唇沟的正中凹陷处。

大迎穴　头部侧面下颌骨部位，嘴唇斜下、下巴骨的凹处。

颊车穴　在面颊部，下颌角前上方，耳下大约一横指处，咀嚼时肌肉隆起时出现的凹陷处。

刮痧方法

先清洁皮肤，再均匀涂抹润肤乳，按照额头、眼周、面颊、口周、鼻部、下颌的顺序，用刮痧板依次从面部中间向两侧沿肌肉纹理走向或顺应骨骼形态单方向刮拭。按揉太阳、印堂、迎香、颧髎、承泣、四白、承浆、大迎、颊车及黄褐斑部位（图4-10-1）。

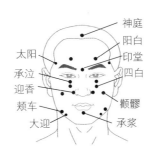

图4-10-1 头面部刮痧

2 刮拭过程均以补法开始，逐渐过渡到平补平泻法，在色斑、痛点处采用压力大速度慢的手法。整个过程刮拭速度缓慢柔和，按压力均匀平稳，刮至皮肤轻微发热或皮肤潮红即可，不要求出痧。

刮痧疗程

每周2次，4周为一疗程。

① 多食用富含维生素C、维生素E的食物及水果蔬菜。

② 调整情绪，少食辛辣刺激性食物。

③ 勿滥用外用药，避免阳光曝晒等。

第十一节　单纯性老年皮肤瘙痒

瘙痒症主要是皮肤瘙痒，但其是一种并没有原发性皮损的皮肤病。有一种观点认为瘙痒症与人的内分泌失调、皮脂腺功能下降、皮肤干燥等有重要联系，加上各种辛辣食物的食用、皮肤冷热的刺激等，从而加剧了皮肤瘙痒病。在中医上，被称为"风痒"或是"风瘙痒"，而单纯性老年皮肤瘙痒就属于其中的一种。这种病证主要是由于风寒或湿热浸入人的皮肤内引起的；又或是由于患者体虚、血燥、皮肤缺少滋润而引起。但是，由于患者不断瘙痒，就会随着抓痕、色素沉淀等造成对皮肤的伤害。西医一般是通过服用抗过敏、激素的药物等方法来治疗，同时配合使用止痒剂或是皮质类固醇激素制剂来擦拭皮肤。但是，西医的治疗效果不太明显，病情复发比较快，长期服用药物还会产生不良反应。

单纯性老年皮肤瘙痒临床表现为皮损好发于四肢伸侧、腰围和臀部，常对称分布，可成批出现；皮损为风团、风团样丘疹，绿豆至黄豆大小的扁平或圆形丘疹，坚实小结节，皮损暗红色或红褐色；病程慢性，反复发作，自觉剧痒；反复搔抓可出现抓痕、血痂、色素沉着及苔藓化等继发损害；部分患者可有疲倦、头痛、失眠及胃肠功能失调等全身症状。

刮痧穴位

三阴交　用度骨同身寸的方法在内踝尖上直上3寸，自己的手指，4指幅宽，按压有一骨头为胫骨，此穴位于胫骨后缘靠近骨边凹陷处。

曲池　此腧穴在肘横纹外侧端，屈肘，当尺泽与肱骨外上髁连线中点。

神门　位于腕部，腕掌侧横纹尺侧端，尺侧腕屈肌腱的桡侧凹陷处。

膈俞　第7胸椎棘突下，旁开1.5寸。

督脉　起于小腹内胞宫，下出会阴部，向后行于腰背正中至尾骶部的长强穴，沿脊柱上行。

膀胱经　起于目内眦（睛明穴），上达额部，左右交会于头顶部（百会穴）。从背部腰部下行。

刮痧方法

1 刮痧的穴位可以选择神门穴、三阴交穴、曲池穴和膈俞穴等，再加上督脉和膀胱两大经脉（图4-11-1，图4-11-2，图4-11-3，图4-11-4）。

2 刮痧的手法可以依据患者的实际情况即病情和患者体质来制定。可以采用平补平泻法，实证用速度介于泻法和补法之间、刮拭力度中等的泻法，虚证则用速度慢刮拭力度小的补法。

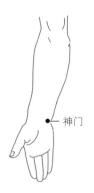

图4-11-1　神门穴

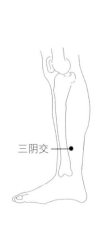

图4-11-2　三阴交穴

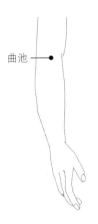

图4-11-3　曲池穴

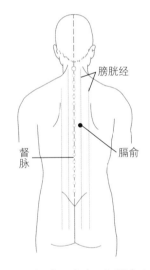

图4-11-4　督脉、膀胱经与膈俞穴

刮痧疗程

刮痧以后4小时便可以洗澡，等到痧退了以后，进行第二次刮痧。一般要治疗1～2个疗程。

① 在饮食方面，患者要忌口，不能吃辛辣的刺激食物，禁忌烟酒。还有一些食物是不能食用的，如牛奶、虾类、咖啡、鱼类。

② 新鲜水果和蔬菜可以多吃，保持大便畅通。

③ 卫生方面，饭前便后勤洗手，手脚指甲尽量剪短，禁忌用手去瘙痒，也不能用热水去烫瘙痒的部位，洗澡不能过于频繁，洗澡不宜用强碱性肥皂。

④ 内衣要选择穿棉质衣料。

⑤ 一些年龄比较大的、身体比较差的，刮痧的位置不能太多、时间不能过长。

第十二节　带状疱疹

带状疱疹是由水痘-带状疱疹病毒引起的急性疱疹性皮肤病。目前现代医学发病机制认为人是水痘-带状疱疹病毒的唯一宿主，病毒经呼吸道黏膜进入血液形成病毒血症，发生水痘或呈隐性感染，以后病毒可长期潜伏在脊髓后根神经节或者颅神经感觉神经节内。当机体受到某种刺激（如创伤、疲劳、恶性肿瘤或病后虚弱等）导致机体抵抗力下降时，潜伏病毒被激活，沿感觉神经轴索下行到达该神经所支配区域的皮肤内复制产生水疱，同时受累神经发生炎症、坏死，产生神经痛。本病愈后可获得较持久的免疫，故一般不会再发。中医学认为本病的发生与外感湿热毒邪，情志失调、饮食不节、劳累过度、年老体弱等有关。病变机制主要为湿热阻滞、循经外发肌肤；日久则气滞血瘀。

带状疱疹临床表现为簇集性粟粒大小的水疱，沿皮神经排列如带状，疼痛剧烈，伴局部淋巴结肿大，中间皮肤正常。本病好发于成人，春秋季节多见。发病率随年龄增大而呈显著上升。

在西医常规治疗的基础上可配合刮痧以增强疗效。

刮痧穴位

曲池　屈肘成直角，当肘弯横纹尽头处；屈肘，于尺泽与肱骨外上髁连线的中点处。

合谷　在手背，第1、2掌骨间，当第二掌骨桡侧的中点处。或以一手的拇指指骨关节横纹，放在另一手拇、食指之间的指蹼缘上，当拇指尖下是穴。

支沟　在前臂背侧，当阳池与肘尖的连线上，腕背横纹上3寸，尺骨与桡骨之间。

血海　在股前区，髌底内侧端上2寸，股内侧肌隆起处。

三阴交　在小腿内侧，内踝尖上3寸，胫骨内侧缘后际。

太冲　位于足背侧，第一、二跖骨结合部之前凹陷处。

阳陵泉　在小腿外侧，当腓骨头前下方凹陷处。

刮痧方法

采用刮拭穴位治疗。选取的穴位
有：大肠经的曲池、合谷（图4-12-1）；
三焦经的支沟（图4-12-2）；脾经的血
海、三阴交（图4-12-3）；肝经的太冲
（图4-12-4）；胆经的阳陵泉（图4-12-5）。
痛区局部和循经线上的痛点。

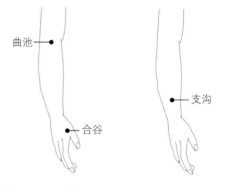

图4-12-1　大肠经　　　图4-12-2　三焦经

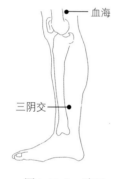

图4-12-3　脾经

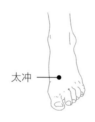

图4-12-4　肝经

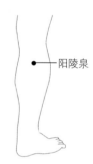

图4-12-5　胆经

刮痧疗程

病程5~40天，平均止痛时间7.5天，控制疼痛快、治愈时间短。

小贴士

① 患"带状疱疹"提示患者身体免疫力处于低下状态，应及时
采取相应的措施。

② 老年重症患者，尤其发生在头面部的带状疱疹，最好住院治
疗，以防并发症的发生。

③ 预防继发细菌感染。不要摩擦患处，避免水疱破裂。

第十三节 神经性皮炎

神经性皮炎症又称慢性单纯性苔藓，是以阵发性皮肤瘙痒和皮肤苔藓化为特征的慢性皮肤病。情绪波动、精神过度紧张、焦虑不安、生活环境突然变化等均可使病情加重和反复，胃肠道功能障碍、内分泌系统功能异常、体内慢性病灶感染等，也可能成为致病因素。如衣领过硬而引起的摩擦、化学物质刺激、昆虫叮咬、阳光照射、搔抓等，均可诱发本病的发生。神经性皮炎与中医的"牛皮癣"、"摄领疮"等相类似。常因风湿蕴肤，经气不畅所致。它是一种常见多发性皮肤病，好发于颈部、四肢、腰骶，以对称性皮肤粗糙肥厚，剧烈瘙痒为主要表现。

神经性皮炎多见于青年和成年人，儿童一般不发病，夏季多发或季节性不明显。先有剧烈瘙痒，后有皮损；皮疹为扁平多角形丘疹，苔藓样变，无渗出；皮疹多发于颈部、四肢伸侧、腰骶部、腘窝、外阴；病程慢性，常反复发作。

刮痧穴位

风池 位于颈部，当枕骨之下，与风府穴相平，胸锁乳突肌与斜方肌上端之间的凹陷处。

大椎 在第7颈椎棘突下。

膈俞 第7胸椎棘突下，旁开1.5寸。

曲池 在肘横纹外侧端，屈肘，当尺泽与肱骨外上髁连线中点。

合谷 在手背，第1、2掌骨间，当第二掌骨桡侧的中点处。或以一手的拇指指骨关节横纹，放在另一手拇、食指之间的指蹼缘上，当拇指尖下是穴。

委中 位于人体的腘横纹中点，当股二头肌腱与半腱肌肌腱的中间。

血海 位于股前区，髌底内侧端上2寸，股内侧肌隆起处，在股骨内上髁上缘，股内侧肌中间。

三阴交 用度骨同身寸的方法在内踝尖上直上3吋，自己的手指，4指幅宽，按压有一骨头为胫骨，此穴位于胫骨后缘靠近骨边凹陷处。

刮痧方法

用拍痧板依序拍打颈部风池、大椎，背部膈俞（图4-13-1）；上肢曲池、合谷（图4-13-2）；下肢委中、血海、三阴交（图4-13-3，图4-13-4，图4-13-5）；然后指揉风池。力度中等，采用平补平泻法。

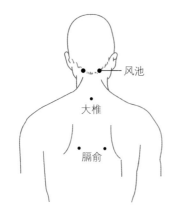

图4-13-1　颈背部腧穴

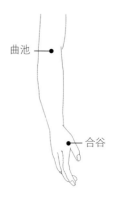

图4-13-2　上肢穴位

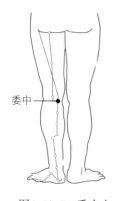

图4-13-3　委中穴

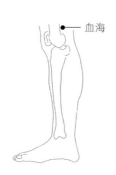

图4-13-4　血海穴

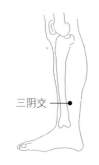

图4-13-5　三阴交穴

刮痧疗程

每日1次，5日为1个疗程。

① 放松紧张情绪，保持乐观，防止感情过激，特别是注意避免情绪紧张、焦虑、激动，生活力求有规律，注意劳逸结合。

② 减少刺激，神经性皮炎反复迁延不愈、皮肤局部增厚粗糙的最重要原因是剧痒诱发的搔抓，所以患者要树立起这个病可以治好的信心，避免用力搔抓、摩擦及热水烫洗等方法来止痒。这是切断上述恶性循环的重要环节。

③ 调节饮食，限制酒类、辛辣饮食，保持大便通畅，积极治疗胃肠道病变。

（以上章节由王萍编写）

第五章　妇科疾病

第一节　痛经

痛经为最常见的妇科症状之一，指行经前后或月经期出现下腹部疼痛、坠胀，伴有腰酸或其他不适，症状严重影响生活质量者。痛经分为原发性和继发性痛经两类，原发性痛经指生殖器官无器质性病变的痛经，占痛经90%以上；继发性痛经指由盆腔器质性疾病引起的痛经。

此处主要指原发性痛经。可见女性月经期前后或在经期时，出现周期性下腹部痉挛性疼痛、痛引腰骶、甚至痛剧昏厥，经色紫而夹血块，下血块后痛即缓解。

刮痧穴位

气海、关元、中极　在任脉上，前正中线，肚脐下1.5寸、3寸、4寸。

气穴　脐下3寸，前正中线旁开0.5寸。

血海　在大腿内侧，髌底内侧端上2寸，当股四头肌内侧头的隆起处。坐在椅子上，将腿绷直，在膝盖内侧会出现一个凹陷，在凹陷的上方有一块隆起的肌肉，肌肉的顶端就是血海穴。

三阴交　在小腿内侧，当足内踝尖上3寸，胫骨内侧缘后方。

肾俞　在背部，第2腰椎棘突下，旁开1.5寸。

三焦俞　在背部，第1腰椎棘突下，旁开1.5寸。

膀胱俞　位于骶正中嵴（第2骶椎棘突下）旁开1.5寸。

刮痧方法

1 取仰卧位，裸露下腹部、腰部及右下肢，以上部位均匀涂抹刮痧油。

2 按顺序选择下列穴位进行刮拭。任脉穴位：气海、关元、中极（图5-1-1）；肾经穴位：气穴（图5-1-1）；脾经穴位：血海、三阴交（图5-1-2，图5-1-3）；膀胱经穴位：肾俞、三焦俞、膀胱俞（图5-1-4）。

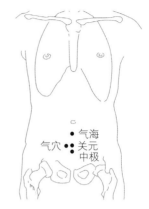

图5-1-1　腹部经络穴位

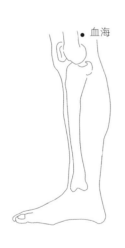

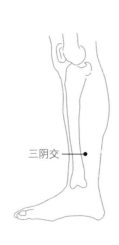

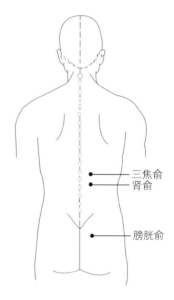

图5-1-2　血海穴　　　　图5-1-3　三阴交穴　　　　图5-1-4　腰部经络穴位

刮痧疗程

治疗3～4天1次（即痧退后再行第二疗程），4次为一疗程，月经期停止，连续4个疗程。

① 可配合拔罐等其他方法，以增强疗效。

② 对于原发性痛经病人还应重视精神心理治疗。帮助病人了解月经生理，避免精神过度紧张，生活中树立健康快乐的人生观，减少焦虑和抑郁。

③ 避免寒冷刺激，月经期不宜进食生冷凉辣等食物。注意生活规律，劳逸结合，适当参加体育锻炼。

第二节 月经后期

月经周期延后7天以上，甚至3～5个月，连续2个周期以上，称为月经后期。如在初潮后一二年或更年期，经期时有延后，并无其他表现者，是生理现象，不属本病。月经后期又称经水后期、经行后期或经迟。相当于西医学月经失调、月经稀发。西医学认为发病机制可能是卵巢内的卵泡发育迟缓，以致迟迟达不到成熟阶段。其中有些患者可以是稀发排卵，或卵泡发育受阻，未达到充分成熟阶段即退化闭锁，而引起无排卵月经，经量可多可少，也可淋漓不断。中医学认为病因有虚实之别。虚者多因肾虚、血虚导致精血不足，冲任不充，血海不能按时溢满而经迟；实者多因血寒、气滞等导致血行不畅，冲任受阻，血海不能如期溢满，致使月经后期。

刮痧穴位

合谷 在手背第1、2掌骨间，当第二掌骨桡侧的中点处。或以一手的拇指指骨关节横纹，放在另一手拇、食指之间的指蹼缘上，当拇指尖下是穴。

三阴交 用骨度同身寸的方法在内踝尖上直上3寸，此穴位于胫骨后缘靠近骨边凹陷处。

刮痧方法

1 患者平卧，取穴双侧合谷、三阴交（图5-2-1，5-2-2）。刮痧部位皮肤常规消毒后涂抹润滑剂（红花油等有活血作用者更好），用刮痧板单方向刮15次（忌来回操作，易磨损皮肤），刮拭长度约为5厘米左右，以刮痧板与皮肤夹角30°～45°为佳，用力稍沉，力度适中均匀，以局部皮肤潮红为度。

2 女子以肝为本，以血为用，三阴交为肝脾肾三条阴经交汇之处，有活血化瘀、疏肝行气、补益肝肾作用，尤以活血化瘀见长。合谷为手阳明大肠经原穴，阳明经多气多血，但总属阴阳气血平衡失调，在相应穴位上刮痧可使经络疏通，气血得调，阴阳平衡。

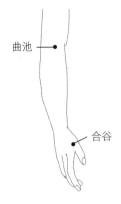

图5-2-1 合谷

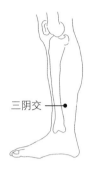

图5-2-2 三阴交

刮痧疗程

以3个月经周期为一疗程。

① 保持心情舒畅，避免精神紧张和精神刺激。

② 注意经期保健，经期勿服寒凉酸涩之品，以免凝滞气血。

第三节 闭经

闭经可分为原发性和继发性，生理性和病理性。原发性闭经指年龄>14岁，第二性征未发育；或者年龄>16岁，第二性征已发育，月经还未来潮。继发性闭经指正常月经周期建立后，月经停止6个月以上，或按自身原有月经周期停止3个周期以上。生理性闭经是指妊娠期、哺乳期和绝经期后的无月经。西医学认为发病机制主要是由于初潮后生殖系统的器质性或功能性病变所引起。

此处主要是针对病理性的继发性闭经。中医学认为是由于肝肾不足，气血亏虚，血脉失通所致。有虚实之分，虚者多因气血不足和肾虚，实者多由寒凝、气滞和血瘀。

刮痧穴位

百会 位于头顶正中线与两耳尖连线的交叉处，穴居巅顶，联系脑部。

大椎 位于后正中线上，第七颈椎棘突下凹陷中。

肾俞 足太阳膀胱经的常用腧穴之一，位于第2腰椎棘突下，旁开1.5寸。

脾俞 足太阳膀胱经的常用腧穴之一，脾俞穴位于背部，当第11胸椎棘突下，旁开1.5寸。

气海 前正中线上，当脐中下1.5寸。

肝俞 足太阳膀胱经的常用腧穴之一，在背部，平第9胸椎棘突，旁开1.5寸。

足三里 "足阳明胃经"的主要穴位之一，位于小腿外侧，犊鼻下3寸。

膻中 在前正中线上，两乳头连线的中点。

中脘 在上腹部，前正中线上，当脐中上4寸。

关元 前正中线，肚脐下3寸。

气海 前正中线上，当脐中下1.5寸。

中极 体前正中线，脐下4寸。

水道 脐中下2寸，前正中线旁开2寸。

归来 在下腹部，当脐中下4寸，距前正中线2寸。

血海 是足太阴脾经的一个普通腧穴，位于股前区，髌底内侧端上2寸，股内侧肌隆起处，在股骨内上髁上缘，股内侧肌中间。

太冲 位于足背侧，第一、二跖骨结合部之前凹陷处。

合谷 在手背，第1、2掌骨间，当第二掌骨桡侧的中点处。

内关 位于前臂掌侧，当曲泽与大陵的连线上，腕横纹上2寸，掌长肌腱与
　　　桡侧腕屈肌腱之间。

三阴交 用度骨同身寸的方法在内踝尖上直上3寸，自己的手指，4指幅宽，
　　　按压有一骨头为胫骨，此穴位于胫骨后缘靠近骨边凹陷处。

刮痧方法

对患者进行全身上、下、前、后十四条经脉分两日通刮，（图5-3-1，图
5-3-2，图5-3-3，图5-3-4）。手法保健补刮为主。3~5天刮1次。

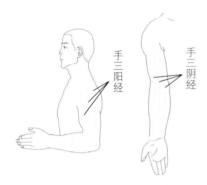

图5-3-1　上肢经络穴位

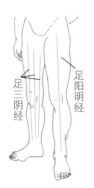

图5-3-2　下肢经络穴位

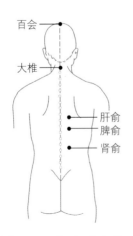

图5-3-3　背面经络穴位

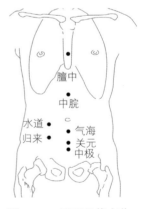

图5-3-4　正面经络穴位

2 重点有效经穴：百会、大椎；肾俞、脾俞；肝俞、足三里；任脉、膻中、中脘、关元、气海、中极；水道、归来；血海、太冲；合谷、内关、三阴交。

刮痧疗程

全身通刮5次，重点有效经穴刮5次，5个疗程。

小贴士

① 保持乐观心态　精神过度紧张也会造成中枢神经系统与下丘脑功能失调引起闭经。因此，女性要注重劳逸结合，调整心态。

② 合理饮食　少食或尽量不食辛辣刺激以及垃圾食品，禁食生冷瓜果。

③ 注意保暖　女性不可贪凉，尤其是寒冬季节，面对天气变化要及时增减衣物。

④ 正确看待性生活　夫妻间性生活以一周2次为好，房事过度会损伤女性肝肾，亏损肝肾精血，从而造成闭经。

⑤ 避免人流　若没有怀孕计划，同房时务必做好避孕措施，防止意外怀孕，以免损伤子宫内膜。

⑥ 适当母乳　产后建议坚持母乳喂养，时间一般在10个月至1年为宜。哺乳期过长可造成母体营养不良，影响雌激素合成分泌。中医学认为，若母乳喂养时间过久可致女性精血亏少，引起闭经。

第四节 经行乳房胀痛

经行乳房胀痛是指每于行经前后，或正值经期，出现乳房胀痛，或乳头胀痒疼痛，甚至不能触衣者。本病属西医学经前期紧张综合征范畴，多见于青壮年妇女，是常见病。现代医学发病机制认为可能由激素和其他如神经内分泌因素促发或对孕激素的高敏感性，也可能由5-羟色胺分泌不足造成。社会心理因素对经前期综合征发生有一定的影响。中医学认为经行乳房胀痛的发生，根据其发病部位、发病时间等应与肝、肾、胃关系密切。

本症状多于经前1周左右或行经时出现，一般在经后消失，可伴情绪紧张，烦躁，头痛等症，伴随月经周期呈规律性发作，乳房内未触及肿块，个别可有界限不甚清楚的结块但于经后消失。

刮痧穴位

膀胱经　主要位于腰背部，位于后正中线脊柱两侧，每侧各两条。
督脉　沿脊柱后面正中上行。

刮痧方法

1 患者取平卧位，暴露双乳，取刮痧活血剂均匀涂于患侧乳房上。

2 刮痧部位为乳房疼痛部位、背部两侧膀胱经及督脉（图5-4-1）。沿着督脉及背部膀胱经走向，刮出痧为止，以患者最大耐度为宜。

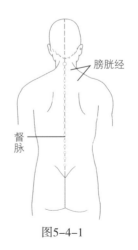

图5-4-1

刮痧疗程

每日治疗1次，3个月经周期为1个疗程，月经期暂停。

① 经前及经期注意保暖，经期身体卫生能力差，应尽量避免受寒、淋雨、接触凉水等，以防血为寒湿所凝，导致月经病的发生。

② 经期不宜过食寒凉冰冷之物，以免经脉壅涩，血行受阻。

③ 经期情绪稳定，心境平和。

第五节　行经头痛

行经头痛是指每次经期或行经前后，出现以头痛主要症状，经后消失，也称为经行头痛。发于行经妇女。本病属西医学经前期紧张综合征的范畴。

中医学认为本病主要是气血为病，分为血虚、血瘀两种主要因素，其他如情志内伤化火也可导致。血虚所致伴有头晕头痛，心悸少寐，神疲乏力等症状。血瘀所致则常因情志不畅诱导症状产生，出现明显头痛，重者剧痛难忍。

刮痧穴位

任脉　起于小腹，沿腹部正中线向上。

督脉　起于小腹内胞宫，向后行于腰背正中沿脊柱上行。

膀胱经　在背部时，沿脊柱两旁（1.5寸），到达腰部。

足三阴经　即足少阴肾经、足太阴脾经、足厥阴肝经。在下肢内侧前、中、后线分布。

足三阳经　即足阳明胃经、足太阳膀胱经、足少阳胆经。分布在腿的外侧和后侧。

大椎　第7颈椎棘突下凹陷中。

至阳　在背部，当后正中线上，第7胸椎棘突下凹陷中。

大杼　在背部当第1胸椎脊突下，旁开1.5寸。

大肠俞　在腰部，当第4腰椎棘突下，旁开1.5寸。

心俞　位于第5胸椎棘突下，旁开1.5寸。

肺俞　位于第3胸椎棘突旁开1.5寸。

肝俞　在背部，平第9胸椎棘突，旁开1.5寸。

脾俞　在背部，当第11胸椎棘突下，旁开1.5寸。

肾俞　位于第2腰椎棘突下，旁开1.5寸。

命门　位于人体的腰部，当后正中线上，第2腰椎棘突下凹陷处。

血海　在股前区，髌底内侧端上2寸，股内侧肌隆起处。

足三里　位于小腿外侧，犊鼻下3寸。

三阴交　位于小腿内侧，当足内踝尖上3寸，胫骨内侧缘后方（足内踝上缘四指宽，在踝尖正上方胫骨边缘凹陷中）。

太冲 位于足背侧，第一、二跖骨结合部之前凹陷处。

刮痧方法

1 血虚头痛

头部通刮，清脑明目，益血安神；督脉：从大椎刮至至阳，膀胱经从大杼穴至大肠俞，轻手法补刮（图5-5-1）；下肢肾脾经轻补刮各穴，对肝经和足三阳经用泻法通刮各经穴（图5-5-2）。

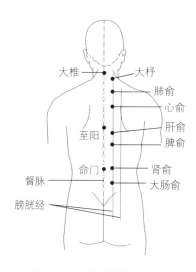

图5-5-1 背部督脉与膀胱经

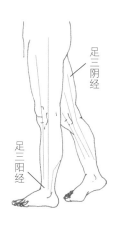

图5-5-2 下肢三阳、三阴经

2 血瘀头痛

头部通刮；任脉、督脉、膀胱经（图5-5-1，图5-5-3）；选择心俞、肺俞、肝俞、脾俞、肾俞、命门（图5-5-1）；腿部选择血海、足三里、三阴交、太冲（图5-5-4）。

头部通刮时采用由上至下、从中间到两边的刮法，注意顺沿头部表面结构、肌肉走向或循经刮拭。

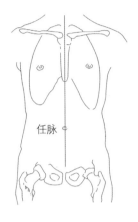

图5-5-3 任脉

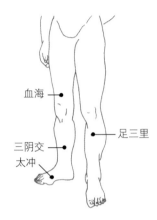

图5-5-4 下肢穴位

刮痧疗程

一疗程10天，4次刮痧，治疗2个疗程。

① 配合足部按摩等手段，可提高疗效，缩短疗程。

② 保持心情舒畅，避免忧思郁怒，肝气上逆。

③ 经期不适宜过度劳累和剧烈运动，以免伤脾气。

第六节　产后缺乳

缺乳即妇女产后乳汁分泌不足或完全缺乏，影响乳儿需要。本病虽非重证，但对婴儿的生理、身体的发育都有一定影响。西医学认为乳汁的分泌除与乳腺发育密切相关外，在很大程度上依赖于哺乳时的吸吮刺激。此外，与产妇的营养、睡眠、健康状态以及情绪密切相关。

中医学认为有本病有多种原因，有素体脾胃虚弱，中气不足或产后失血过多，气血亏虚；有气血盛而壅闭不行者；有产后情志抑郁，肝失条达，气机不畅，以致经脉涩滞，阻碍乳汁运行，因而乳汁不行。

刮痧穴位

下脑户　在枕骨粗隆下方，约风府穴上1寸。

风府　在后发际正中直上1寸处。

哑门　当后发际正中直上0.5寸，第1颈椎下。

华佗夹脊穴　第一胸椎至第五腰椎，各椎棘突下旁开0.5寸。

膻中　在前正中线上，两乳头连线的中点。

乳根　在胸部，当乳头直下，乳房根部，第5肋间隙，距前正中线4寸。

少泽　井穴，在小指末节尺侧，距指甲角0.1寸。

足三里　在小腿前外侧，当犊鼻下3寸，距胫骨前缘一横指（中指）。

三阴交　位于小腿内侧，当足内踝尖上3寸，胫骨内侧缘后方（足内踝上缘四指宽，在踝尖正上方胫骨边缘凹陷中）。

太冲　位于足背侧，第一、二跖骨结合部之前凹陷处。

内关　位于前臂正中，腕横纹上2寸，在桡侧屈腕肌腱同掌长肌腱之间取穴。

刮痧方法

取俯卧位，暴露项、背部，在上述经穴区涂上刮痧油便可依次进行刮治。

2 后项部以督脉经三穴即下脑户、风府、哑门为主要刺激点，辅以枕外隆突下（即下脑户穴）至乳突根部（图5-6-1）。

3 再取肩背部，分为纵五带，横八带。从大椎穴至筋缩穴为第一纵行带，两侧华佗夹脊为第二、三纵行带，两侧膀胱经第一侧线为第四、五纵行带。第一胸椎至第九胸椎之肋间隙为横八带，沿肋隙自然生理弧度横向刮拭（视病情之需要取带之多少，不拘于八带，临床一般取3~4带即可）（图5-6-2）。

4 再取仰卧位，暴露胸部，取胸部正中两乳间，上至胸骨柄，下至胸骨剑突结合部，分两步刮拭，一步为纵向，即前正中线（任脉）及左右各一行，共三行，每行间距0.8寸。另一步为横向，即从正中线由内向外，沿肋间隙刮拭（图5-6-3）。

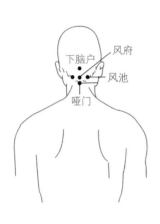

图5-6-1 后项部穴位

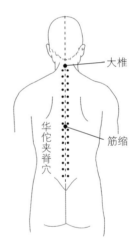

图5-6-2 肩背部经络穴位

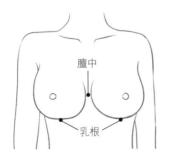

图5-6-3 胸部刮拭部位和穴位

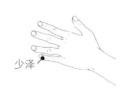

图5-6-4 少泽

5 最后可用刮痧板刮痧点按各穴位。即膻中、乳根、少泽（图5-6-3，图5-6-4）。气血亏虚加足三里、三阴交（图5-6-5），肝气郁滞加太冲、内关（图5-6-6）。

6 在刮治时以患者自觉被刮处有灼热感，并能忍受为度。以上各经穴区呈现出红色点状、朵状或紫色斑块即可停刮，但不强求出痧。在刮治时手法要柔和，膻中刮行平补平泻手法，余穴根据病人体质差异分别用泻法（重刮）、补法（轻刮）及平补平泻手法。

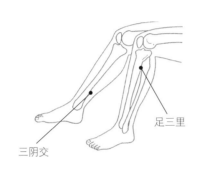

图5-6-5　足三里与三阴交

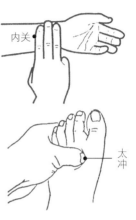

图5-6-6　内关与太冲

刮痧疗程

每日1次，5次为一疗程。

① 上述提到的穴位配合使用艾灸法，可增强疗效。

② 禁食麦芽糖及麦芽制品、花椒等有回乳作用食物。

③ 禁食寒凉生冷食物、忌饮用冷饮：如冰汽水、冰淇淋、生黄瓜等。影响脾胃的消化吸收，使乳汁来源减少。

④ 鼓励母乳，使其对母乳喂养充满信心，情绪乐观，即使奶量少，也要坚持按需喂奶。

⑤ 饮食起居安排得当，不要过度劳累，睡眠应充足；饮食要富于营养，多喝些鸡汤、鱼汤、排骨汤、鲫鱼或猪蹄汤。

第七节 围绝经期综合征

围绝经期综合征又称更年期综合征，是妇女在绝经前后由于雌激素水平波动或下降所致以自主神经系统功能紊乱为主，伴有神经心理症状的一组证候群。近年来，由于生活节奏快、工作压力大，许多女性进入"围绝经期"有提前趋势。中医学认为由于肾气渐衰，精血不足，脏腑功能紊乱，肾阴阳失和所致。

多发生于45～55岁，大多数妇女可出现轻重不等的症状，有人在绝经过渡期症状已开始出现，持续到绝经后2～3年，少数人可持续到绝经后5～10年症状才有所减轻或消失。最典型的症状是潮热、潮红，而月经周期改变是围绝经期出现最早的临床症状。

刮痧穴位

督脉 起于胞中（小腹，相当于女性子宫的位置），向下到会阴（肛门和生殖器之间的位置），沿脊柱后面上行，至项后风府穴，进入颅内，络脑。

膀胱经 直行本脉从头顶部分别向后行至枕骨处，进入颅腔，络脑，回出分别下行到项部，下行交会于大椎穴，再分左右沿肩胛内侧，脊柱两旁，到达腰部，进入脊柱两旁的肌肉，深入体腔，络肾，属膀胱。

肾俞 位于第2腰椎棘突下，旁开1.5寸。

脾俞 位于背部，当第11胸椎棘突下，旁开1.5寸。

肺俞 在背部，当第3胸椎棘突下，旁开1.5寸。

心俞 位于第5胸椎棘突下，旁开1.5寸。

肝俞 在背部，平第9胸椎棘突，旁开1.5寸。

刮痧方法

1　患者取俯卧位，充分暴露背部至腰骶部，以督脉和足太阳膀胱经左右第1、2侧线共5条纵线为刮痧部位（图5-7-1）。

2　在患者背部涂上医用石蜡油，再用边缘钝滑的刮痧板与皮肤呈45°～90°角从上向下刮拭背部皮肤，先刮督脉，然后刮拭膀胱经的第1、2侧线，每个部位刮8～20次，平均5～10分钟。

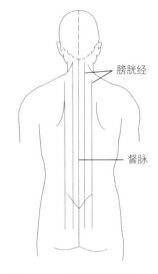

图5-7-1　督脉及膀胱经

3　再用刮痧板的一角点压按揉患者的五脏背俞穴，肾俞、脾俞、肺俞用泻法（力量较轻、速度较慢、刺激时间较短），心俞、肝俞用泻法（力量较重、速度较快、刺激时间较长），每个穴位点刮0.5～1分钟。在刮痧过程中若患者局部有酸、麻、胀痛或刺痛的异常感觉出现，也应在相应部位各点刮0.5～1分钟。力度应根据患者的体质和承受度来决定，刮致出痧即可，不可强求出痧。

刮痧疗程

每周1次，1个月为一疗程，共治疗3个疗程。

① 多吃一些含蛋白质和糖类丰富的食物。例如：牛奶、豆浆、蛋类、肉类等。多饮水，多吃新鲜的水果和蔬菜。

② 禁食发物。如鱼类、虾、蟹、鸡头、猪头肉、鹅肉、鸡翅、鸡爪等。

③ 忌吃油腻熏炸之物，忌吃烟酒、公鸡、羊肉等温热发病之物。戒烟戒酒。

④ 注意保持心情舒畅。

第八节　更年期女性失眠

　　更年期女性失眠为妇科的常见疾病，表现症状有轻重之分，病情比较严重的会对病患生活质量构成严重影响。更年期女性失眠属于中医学郁证和不寐的范畴，病患因为较低的睡眠质量和长期不能有效入睡，导致心情出现抑郁，焦虑与烦躁等症状，或者可能造成病患机体与精神生活水平严重低下。

　　失眠者典型特点主要是翻来覆去难以入睡，多梦易醒，醒后难以再次入睡。长期失眠容易导致患者白天精神不振，出现头晕头痛，甚至健忘的症状。

刮痧穴位

心俞穴　位于第5胸椎棘突下，旁开1.5寸。

风池　在项部，当枕骨之下，与风府相平，胸锁乳突肌与斜方肌上端之间的凹陷处。

百会穴　在背部，后发际正中上7寸，当两耳尖直上，头顶正中。

三阴交　用度骨同身寸的方法在内踝尖上直上3寸，自己的手指4指幅宽，按压有一骨头为胫骨，此穴位于胫骨后缘靠近骨边凹陷处。

内关　位于前臂掌侧，当曲泽与大陵的连线上，腕横纹上2寸，掌长肌腱与桡侧腕屈肌腱之间。

关元　位于身体骶部，当第五腰椎棘突下，左右旁开2指宽处。

命门俞　属督脉。位于第二、三腰椎棘突间。

肾俞　是足太阳膀胱经的常用腧穴之一，位于第2腰椎棘突下，旁开1.5寸。

间使　属手厥阴心包经。在前臂掌侧，当曲泽与大陵的连线上，腕横纹上3寸，掌长肌腱与桡侧腕屈肌腱之间。

太冲　位于足背侧，第一、二跖骨结合部之前凹陷处。

肝俞　是足太阳膀胱经的常用腧穴之一，在背部，平第9胸椎棘突，旁开1.5寸。

刮痧方法

1 选取心俞穴、风池与百会穴（图5-8-1）。心脾两虚（可见心悸、饮食不佳、腹胀、大便稀溏等症状）配合三阴交、内关、关元俞、命门俞及肾俞等穴位（图5-8-2，图5-8-3，图5-8-4）；肝阳上亢（可见头胀痛、头晕、急躁易怒等症状）的再配合间使、太冲与肝俞等穴位（图5-8-2，图5-8-4，图5-8-5）。

2 热毛巾给病人洁肤后，将刮痧油均匀涂于其上，刮痧人员手拿刮板，按照统一方向对指定穴位进行刮痧，皮下有紫黑色斑迹或微紫红色也就是通常所说的痧象就可以了。

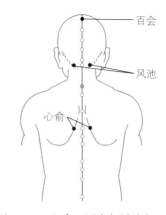

图5-8-1 心俞、百会与风池穴

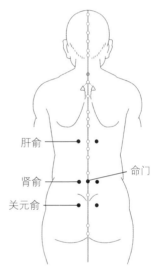

图5-8-3 腰背部穴位

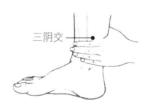

图5-8-2 三阴交穴

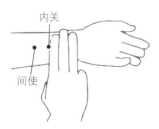

图5-8-4 间使、内关穴

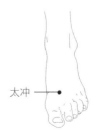

图5-8-5 太冲穴

刮痧疗程

治疗最好选取下午或者晚上，每间隔3~5天便循环操作一次，7~10次为一疗程。

小贴士

① 调畅情志，保持良好的心态，避免精神刺激。

② 对病人强化性健康引导，使其明白更年期为女性生命一个阶段。掌握性保健常识，对绝经以后性生活具有正确认识。

③ 养成良好的生活习惯，定时休息，睡前不饮浓茶或咖啡。

④ 注意锻炼身体，参加体育活动。

第九节　急性乳腺炎

急性乳腺炎是乳腺的急性化脓性感染，是乳腺管内和周围结缔组织炎症，多发生于产后哺乳期的妇女，尤其是初产妇更为多见。西医学认为乳汁淤积和细菌侵入是急性乳腺炎的两个重要因素。

临床主要表现为乳房的红、肿、热、痛，局部肿块、脓肿形成，体温升高，白细胞计数增高。在脓肿形成前以抗感染促进乳汁排出为主，脓肿形成后以切开引流为主。中医采用内服外用的方式可以取得较好疗效。

刮痧穴位

膻中　在前正中线上，两乳头连线的中点。

屋翳　属足阳明胃经，该穴位于人体的胸部，当第2肋间隙，距前正中线4寸。

不容　属足阳明胃经。在上腹部，当脐中上6寸，距前正中线2寸。

阿是　以压痛点或其他病理反应点作为针灸治疗的穴位。

期门　位于胸部，当乳头直下，第6肋间隙，前正中线旁开4寸。

刮痧方法

1 患者取平卧位，暴露双乳，取刮痧活血剂均匀涂于患侧乳房上。

2 医生位于患者旁侧，手持刮痧板与皮肤成45°，采用泻法于乳房四周边缘向乳头以均匀力度刮拭，尤其对有乳腺肿块部位力度稍加大，至局部出痧（斑点或斑块）。

3 再取膻中穴、屋翳穴、不容穴、阿是穴、患侧期门穴，采用点按法各均匀按压10次（图5-9-1）。

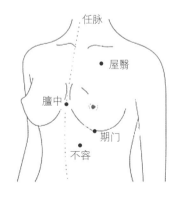

图5-9-1　刮拭部位及穴位

刮痧疗程

每日治疗1次，7天为一疗程。

小贴士

① 特色刮痧疗法配合中药内服治疗急性乳腺炎疗效更显著。

② 保持乳头清洁，经常用温肥皂水洗净，如有乳头内陷者更应注意清洁，不要用乙醇擦洗。

③ 养成良好的习惯，定时哺乳，每次将乳汁吸尽，如吸不尽时要挤出或不让婴儿含乳头睡觉。

④ 如有乳头破损要停止哺乳，用吸乳器吸出乳汁，在伤口愈合后再行哺乳。

第十节　乳腺增生

乳腺增生是指乳腺上皮和纤维组织增生，乳腺组织导管和乳小叶在结构上的退行性病变及进行性结缔组织的生长。其发病原因主要是由于内分泌激素失调。乳腺增生是女性最常见的乳房疾病，其发病率占乳腺疾病的首位。在不同年龄组有不同特点，未婚女性、已婚未育、尚未哺乳的妇女，其主要症状为乳腺胀痛，可同时累及双侧，但多以一侧偏重。月经前乳腺胀痛明显，月经过后即见减轻并逐渐停止，整个乳房有弥漫性结节感，并伴有触痛。35岁以后妇女主要症状是乳腺肿块，乳房疼痛和触痛较轻，且与月经周期无关。用手触摸乳房可摸到大小不等、扁圆形或不规则形、质地柔韧的结节，边界不清楚，与皮肤及深部组织无粘连，可被推动。45岁以后常表现为单个或多个散在的囊性肿物，边界清楚，多伴有钝痛、胀痛或烧灼感。绝经后妇女乳房腺体萎缩，囊性病变更为突出。由于病因源于身体内分泌功能紊乱，故除乳房方面的症状外同时还可出现月经不规律，脾气不好，爱着急爱生气、爱出汗等症状。

中医学认为乳腺增生病变部位在乳房，与肝、脾胃、肾等脏腑及冲脉、任脉、胃经、肝经、脾经等皆有关，其发病与情绪、饮食也有关。

刮痧穴位

督脉　起于胞中（小腹，相当于女性子宫的位置），向下到会阴（肛门和生殖器之间的位置），沿脊柱后面上行，至项后风府穴，进入颅内，络脑（经过脑）并由项沿头部正中线，经头顶、下额部、鼻部、上唇，至上唇系带（龈交穴）处。

风府　风府穴位于人体项部，当后发际正中直上1寸，枕外隆凸直下，两侧斜方肌之间凹陷处。

大椎　位于后正中线上，第七颈椎棘突下凹陷中。

天柱　位于后颈部正下方凹处，也就是颈脖子处有一块突起的肌肉（斜方肌），此肌肉外侧凹处，后发际正中旁开约2厘米左右即是此穴。

大杼　在背部，当第1胸椎棘突下，旁开1.5寸。

肩井　位于大椎与肩峰端连线的中点上，前直对乳中。

天宗 在肩胛部，当冈下窝中央凹陷处，与第 4 胸椎相平。

膻中 在前正中线上，两乳头连线的中点。

丰隆 位于小腿前外侧，外踝尖上8寸，条口穴外，距胫骨前缘二横指（中指）。

侠溪 位于足背外侧，当第4、5趾间，趾蹼缘后方赤白肉际处。

血海 位于股前区，髌底内侧端上2寸，股内侧肌隆起处，在股骨内上髁上缘，股内侧肌中间。

曲池 在肘横纹外侧端，屈肘，当尺泽与肱骨外上髁连线中点。

外关 位于前臂背侧，手腕横皱纹向上三指宽处。

刮痧方法

1　用刮痧板在以下部位由上向下刮拭。①颈部：督脉风府至大椎。膀胱经天柱至大杼。胆经风池至肩井（图5-10-1）；②背部：督脉大椎至命门。膀胱经大杼至肾俞，肩井至天宗、乳房对应区（图5-10-2）；③胸部：任脉膻中穴。（图5-10-3）；④下肢：胃经丰隆，胆经侠溪，肝经太冲（图5-10-4）；脾经血海（图5-10-5）；⑤上肢：大肠经曲池。三焦经外关（图5-10-6）。

2　体质强壮者均以泻法施治，体质弱者以平补平泻法施治。

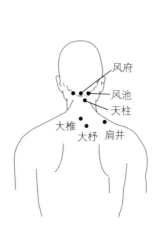

图5-10-1　颈部穴位

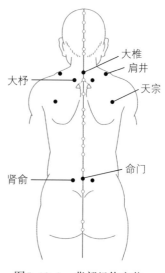

图5-10-2　背部经络穴位

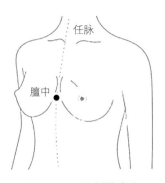

图5-10-3　胸部膻中穴

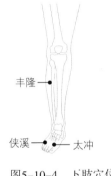

图5-10-4　下肢穴位

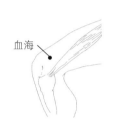

图5-10-5　下肢血海穴

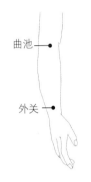

图5-10-6　上肢穴位

刮痧疗程

每周1次，4次为一疗程。

小贴士

① 刮拭肩井穴时应注意防止晕刮。

② 患者忌食生冷和辛辣刺激性的食物。可根据中医辨证常吃海带、橘子、牡蛎等行气散结之品。

③ 按时作息，保持心情舒畅，合理安排生活。病期要注意适当休息、适当加强体育锻炼、避免过度疲劳。

④ 乳腺增生患者要定期检查，注意乳房肿块的变化，及时发现恶变。

第十一节　慢性盆腔炎

慢性盆腔炎是妇科常见病、多发病。慢性盆腔炎是指女性内生殖器及其周围结缔组织、盆腔腹膜的慢性炎症。西医学认为主要是由于急性盆腔炎未彻底治疗，在患者体质较差的情况下，急性盆腔炎的病程可迁延及反复发作，造成慢性盆腔炎。中医学认为多为邪热余毒残留，与冲任之气血相搏结，凝聚不去，日久难愈，耗伤气血，虚实错杂。慢性盆腔炎病情较顽固，可导致月经紊乱、白带增多、腰腹疼痛及不孕等。

慢性盆腔炎全身症状多不明显，有时可有低热、易感疲劳的表现。由于它的病程时间较长，部分患者可有神经衰弱症状。另外慢性炎症形成的瘢痕粘连以及盆腔充血，可引起下腹部坠胀、疼痛及腰骶部酸痛，常在劳累、性交、月经前后加剧。

刮痧穴位

督脉　起于胞中（小腹，相当于女性子宫的位置），向下到会阴（肛门和生殖器之间的位置），沿脊柱后面上行，至项后风府穴，进入颅内。

膀胱经　从头部下行到项部，下行交会于大椎穴，再分左右沿肩胛内侧，脊柱两旁（一寸五分），到达腰部（肾俞穴），进入脊柱两旁的肌肉，深入体腔，络肾，属膀胱。

八髎　又称上髎、次髎、中髎和下髎，左右共八个穴位，分别在第一、二、三、四骶后孔中，合称"八髎穴"。

刮痧方法

　　首先刮督脉，然后刮两边膀胱经，再重点刮八髎穴，目的是起通络活血去滞的作用。（图5-11-1）。

刮痧疗程

　　整个过程约40分钟，每天1次，10天为一疗程，3个疗程为一治疗周期。

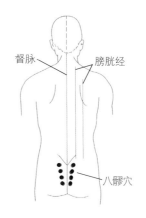

图5-11-1　督脉、膀胱经与八髎穴

小贴士

① 可配合按摩等其他方法，以增强疗效。

② 经期进行性行为，使用不洁的月经垫、盆浴等，均可使病原体侵入而引起炎症。此外，不注意性卫生保健、疏于进行阴道冲洗者，盆腔炎的发生率高。

③ 增强治疗的信心，增加营养，锻炼身体，注意劳逸结合，提高机体抵抗力。避免再次感染或者感染范围扩散。

（以上章节由杨海燕编写）

第六章 儿科疾病

第一节 高热

高热是指感受六淫之邪或温热疫毒之气，导致营卫失和，脏腑阴阳失调，体温超过39℃的一类病证。主要为气候反常，或人体调摄不慎，外邪乘虚侵袭人体而发病，古时称之为"壮热"、"实热"等。西医学认为高热是某些疾病的前驱症状，其病因分为急性感染性疾病（如细菌、病毒引起的呼吸道、消化道及尿道等的感染）和急性非感染性疾病（如药物热、血清病以及自主神经功能紊乱和代谢疾病所引起的高热）两大类。

其临床症状以体温超过39℃为主，可伴有恶寒、面赤、烦躁、脉数等其他临床表现，重者可出现神昏谵语、抽搐、惊厥，甚至危及生命。是内科疾病中的常见病，影响患儿生活。

刮痧穴位

督脉　人体腰背部后正中线上。

大椎穴　第7颈椎棘突下，低头时最高颈椎棘突下。

命门穴　位于第二、三腰椎棘突间。

足太阳膀胱经　起于眼内角，上行头部，分支由头走足，在背部左右各有两条循行线。

手少阳三焦经　起于小指次指之端，上出两指之间，循手表腕，出臂外两骨之间，上贯肘，循臑外上肩，支脉上头。

外关穴　位于前臂背侧，腕背侧远端横纹上2寸，尺骨与桡骨间隙中点。

刮痧方法

1 取俯卧位，裸露背部，均匀涂抹刮痧油。操作者持刮痧板从位于背部后正中线的督脉大椎穴开始，自上而下刮拭至腰部命门穴，并按此法反复刮拭督脉多次，重点刮拭大椎穴（图6-1-1）。

2 依上法，刮拭背部足太阳膀胱经第1侧线（从大杼穴到肾俞穴），用泻法，刮拭多遍，要求出痧，并对刮痧之处进行拍打或叩击。同法，刮拭背部足太阳膀胱经第2侧线（从附分穴到志室穴）（图6-1-2）。

3 取坐位，暴露上肢，抹刮痧油，刮拭前臂之手少阳三焦经循行线（由上至下），并角刮外关穴，重复数次（图6-1-3）。

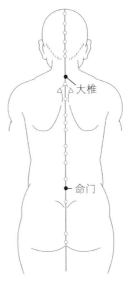

图6-1-1　背部督脉

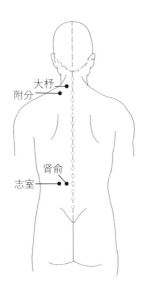

图6-1-2　背部膀胱经

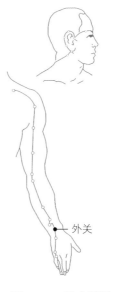

图6-1-3　手少阳经

4 暴露肘窝和腘窝，用刮痧板拍打肘窝、腘窝，以出痧为度。

刮痧疗程

隔1~2日治疗1次，3次为一疗程，治疗1个疗程。

小贴士

① 病情不能缓解或较重者，建议寻求医生治疗，避免延误或加重病情。

② 刮痧后嘱患者饮温热红糖水，使患儿微有汗出。

③ 若患儿斑疹隐隐，或有吐血、便血等，则不宜用刮痧疗法。

④ 体温难于下降时，配合酒精擦浴等物埋降温。

⑤ 多饮水，注意保暖。

第二节 感冒

感冒是小儿时期常见的外感性疾病之一，发病率占儿科疾病首位，又称伤风。感冒可分为两种，普通感冒为感受风邪所致，一般病邪轻浅，以肺系症状为主，不造成流行；时行感冒为感受时邪病毒所致，病邪较重，具有流行特征。本病一年四季均可发病，以冬春多见，在季节变换、气候骤变时发病率高。

临床以发热恶寒、头痛鼻塞、流涕咳嗽、喷嚏为特征。因小儿生理病理特点，易于出现夹痰、夹滞、夹惊的兼夹证。

刮痧穴位

督脉　人体腰背部后正中线上。

足太阳膀胱经　起于眼内角，上行头部，分支由头走足，在背部左右各有两条循行线。

合谷穴　在手背，第1、2掌骨间，当第二掌骨桡侧的中点处。

侠白穴　位于臂前区，腋前纹头下4寸，肱二头肌桡侧缘处，肱二头肌外侧沟中。

孔最穴　在前臂掌面桡侧，当尺泽与太渊连线上，腕横纹上7寸。

列缺穴　在人体前臂桡侧缘，桡骨茎突上方，腕横纹上1.5寸。

曲池穴　屈肘，肘横纹外侧端与肱骨外上髁连线中点。

鱼际穴　位于第1掌骨中点桡侧，赤白肉际处。

外关穴　位于前臂背侧，腕背侧远端横纹上2寸，尺骨与桡骨间隙中点。

尺泽穴　在肘横纹中，肱二头肌腱桡侧凹陷处，微屈肘取穴。

刮痧方法

1 刮拭督脉。取俯卧位，裸露背部，均匀涂抹刮痧油，操作者持刮痧板从位于背部后正中线的督脉大椎穴开始，自上而下刮拭至腰部命门穴，反复刮拭多次（图6-2-1）。

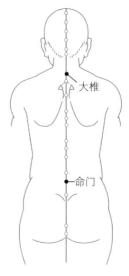

图6-2-1　督脉

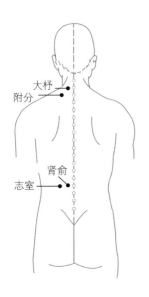

图6-2-2　膀胱经

2 刮拭足太阳膀胱经。依上法，刮拭背部足太阳膀胱经第1侧线（从大杼穴到肾俞穴），刮拭多遍，要求出痧。同法，刮拭背部足太阳膀胱经第2侧线（从附分穴到志室穴）（图6-2-2）。

角刮穴位。风寒感冒者依次刮拭合谷、侠白、孔最及列缺等穴；风热感冒者依次刮拭曲池、鱼际、外关、合谷及尺泽等穴。刮痧完后，轻揉按摩以上穴位数分钟（图6-2-3，图6-2-4）。

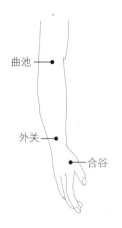

图6-2-3 上肢穴位（1）

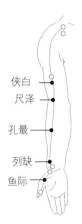

图6-2-4 上肢穴位（2）

刮痧疗程

隔1~2日治疗1次，5次为一疗程，治疗1个疗程。

① 病情不能缓解或较重者，建议寻求医生治疗，避免延误或加重病情。

② 刮痧后嘱饮温开水一杯，并注意保暖。

③ 注意随气候变化增减衣服，尤其气温骤变时。勿长期衣着过暖。

④ 冬春感冒流行时，少去公共场所，避免感染。

⑤ 患病期间，多饮开水，给予易消化食物。

⑥ 高热患儿应及时物理降温，并做好口腔护理。

第三节　咳嗽

咳嗽是小儿常见的、多发的肺系疾病。有声无痰为咳，有痰无声为嗽，有痰有声为咳嗽。本病一年四季皆可发生，以冬春季节为多。其主要致病原因为感受风邪。风邪致病，首犯肺卫，壅遏肺络，气机不宣，肺气上逆而为咳嗽；小儿脾胃薄弱，易被乳食、生冷所伤，致脾失健运，水谷不能运化而为痰，上壅气道，肺气不得宣畅，亦为咳嗽。此外有外感咳嗽和内伤咳嗽之分。小儿素体虚弱，禀赋不足，可因咳嗽日久不愈，耗伤气阴，而为内伤咳嗽。

临床以咳嗽为主要症状，多继发于感冒之后，常因气候变化而诱发，内伤咳嗽可兼胸脘痞闷、少食倦怠、面红舌赤等症，病程较长。肺部听诊，可听及两肺部呼吸音粗糙或有少许干啰音。

刮痧穴位

百会穴　位于头顶正中线与两耳尖连线的交叉处，穴居巅顶。

印堂穴　位于人体额部，在两眉头的中间。

太阳穴　位于头部侧面，约眉梢和外眼角中间向后一横指凹陷处。

风池穴　在项部，当枕骨之下，胸锁乳突肌与斜方肌上端之间的凹陷处。

大椎穴　第7颈椎棘突下，低头时最高颈椎棘突下。

肺俞穴　在背部，当第3胸椎棘突下，旁开1.5寸。

手太阴肺经　起于胸中，横行出胸壁外上方，走向腋下，沿上臂前外侧走向寸口（桡动脉搏动处），又沿手掌大鱼际外缘出拇指桡侧端。

手阳明大肠经　起于食指桡侧端，经过手背行于上肢外侧前缘，上肩，至肩关节前缘，向后与督脉在大椎穴处相会，再向前下行入锁骨上窝，后进入胸腔。

刮痧方法

1 头部：刮拭头顶（相当于百会穴）至两眉间（相当于印堂穴），由上至下刮拭5～10次（图6-3-1）；再由太阳穴沿耳后至后发际（相当于风池穴处）轻刮5～10次，双侧均刮（图6-3-2）。

2 后颈部：刮拭后发际连线中点至颈后高骨（相当于大椎穴处），由上至下刮拭10～15次；再由上述中点向左右旁开各1.5厘米处自上而下刮拭3～5次（图6-3-3）。

3 背部：双侧自肺俞穴沿肩胛内缘呈"八"字形刮拭，由内至外刮5～10次；再由双侧肺俞沿膀胱经向下刮至肾俞穴3～5次（图6-3-4）。

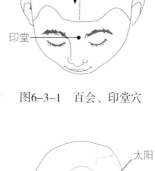

图6-3-1　百会、印堂穴

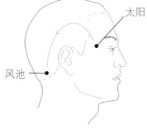

图6-3-2　太阳、风池穴

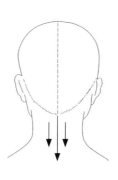

图6-3-3　后颈部

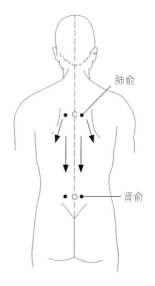

图6-3-4　背部

4 双上肢：刮拭双上肢外侧（相当于手太阴肺经和手阳明大肠经处，图6-3-5），由上至下分段刮拭3~5次。

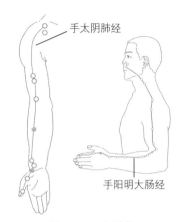

手太阴肺经

手阳明大肠经

图6-3-5 上肢部

 刮痧疗程

隔1~2日治疗1次，5次为一疗程，治疗1个疗程。

小贴士

① 病情不能缓解或较重者，建议寻求医生治疗，避免延误或加重病情。

② 加强锻炼，增强抗病能力。

③ 注意气候变化，防止受凉，特别秋冬季节，注意胸、背、腹部保暖，以防外感。

④ 注意保持室内空气流通，避免煤气、尘烟等刺激。

⑤ 咳嗽期间适当休息，多饮水，饮食宜清淡，避免腥、辣、油腻之品。

第四节　肺炎喘咳

　　肺炎喘咳是小儿时期常见的肺系疾病之一，为感受外邪，郁闭肺络所致，多继发于感冒、麻疹之后，或继发于其他疾病过程中，由于小儿正不胜邪，而继发或并发本病。一年四季皆可发生本病，以冬春两季为常见，3岁以下婴幼儿更易发生，年龄越小，发病率越高，病情越重。需尽早治疗，预后良好。

　　以发热、咳嗽、气急、鼻煽为主要症状，重者泪涕闭塞，张口抬肩，面色苍白发绀。初生儿患本病时，仅见不乳，神疲，口吐白沫，而无上述典型症状。

刮痧穴位

督脉　人体腰背部后正中线上。

身柱穴　在背部，第3胸椎棘突下凹陷中。

足太阳膀胱经　起于眼内角，上行头部，分支由头走足，在背部左右各有两条循行线。

肺俞穴　在背部，当第3胸椎棘突下，旁开1.5寸。

手太阴肺经　起于胸中，横行出胸壁外上方，走向腋下，沿上臂前外侧走向寸口（桡动脉搏动处），又沿手掌大鱼际外缘出拇指桡侧端。

太渊穴　在腕掌侧横纹桡侧，桡动脉搏动处。

孔最穴　在前臂掌面桡侧，当尺泽与太渊连线上，腕横纹上7寸。

手阳明大肠经　起于食指桡侧端，经过手背行于上肢外侧前缘，上肩，至肩关节前缘，向后与督脉在大椎穴处相会，再向前下行入锁骨上窝，后进入胸腔。

曲池穴　屈肘，肘横纹外侧端与肱骨外上髁连线中点。

手三里穴　在前臂背面桡侧，当阳溪与曲池连线上，肘横纹下2寸。

刮痧方法

1 刮拭督脉及身柱穴：取俯卧位，裸露背部，均匀涂抹刮痧油，操作者持刮痧板从位于背部后正中线的大椎穴开始，至上而下刮拭背部督脉，反复多次，并角刮身柱穴（图6-4-1）。

2 刮拭足太阳膀胱经及肺俞穴：依上法，由上至下刮拭背部足太阳膀胱经，重复多遍，要求出痧，并角刮肺俞穴（图6-4-1）。

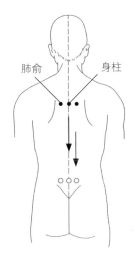

图6-4-1 背部经穴

3 刮拭手太阴肺经及太渊、孔最穴：刮拭上肢外侧手太阴肺经，由上至下，重复多遍，并角刮太渊、孔最两穴（图6-4-2）。

4 刮拭手阳明大肠经及曲池、手三里穴：刮拭上肢外侧手阳明大肠经，由上至下，重复多遍，并角刮曲池、手三里两穴（图6-4-3）。

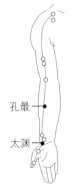

图6-4-2 手太阴肺经

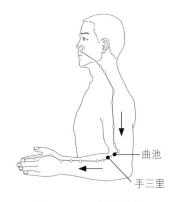

图6-4-3 手阳明经

5 刮拭膻中、丰隆穴：取仰卧位，暴露胸部，由胸骨柄至膻中穴刮拭，并重点刮拭膻中穴，重复数次，以有痧为度（图6-4-4）。同法，取腿部，刮拭丰隆穴数次（图6-4-5）。

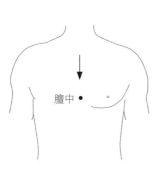

图6-4-4　胸部经穴

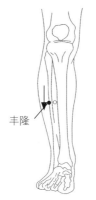

图6-4-5　下肢经穴

刮痧疗程

每日或隔日1次，7次为一疗程，治疗2个疗程。

① 病情不能缓解或较重者，建议寻求医生治疗，避免延误或加重病情。

② 搞好卫生，保持室内空气新鲜，冬春季节尽量少带易感儿去公共场所。

③ 注意气候变化，防止受凉，及时增减衣物。

④ 呼吸急促时，应保持气道通畅，并随时吸痰。

第五节 哮喘

本病在春秋发病率高。呈反复发作，每因气候骤变，寒温失常，吸入异味，饮食不慎等因素而诱发，以夜间和晨起居多。发病原因既有内因，又有外因。内因责之于痰饮内伏，与肺脾肾三脏有关，外因主要为感受外邪，接触异气。本病各年龄小儿均可发生，婴幼儿和学龄前期最为多见。病情轻重差别较大。及时治疗，早期预防，可使病情稳定，提高小儿生活质量；治疗不彻底，反复发作，可影响小儿学习和生活质量，甚则危及小儿生命。

临床以反复发作性哮鸣气促，呼气延长，甚则不能平卧为主要特征，常突然发病，发作之前，多有喷嚏、咳嗽等先兆症状。发作时不能平卧，烦躁不安，气急，气喘。可有婴儿期湿疹史或家族哮喘史。

刮痧穴位

天突穴　位于颈部，当前正中线上，胸骨上窝中央。

膻中穴　在前正中线上，两乳头连线的中点。

中府穴　位于胸部，横平第1肋间隙，锁骨下窝外侧，前正中线旁开6寸。

华佗夹脊穴　第一胸椎至第五腰椎，各椎棘突下左、右旁开0.5寸，共有34
　　　　　　个穴位。

大椎穴　第7颈椎棘突下，低头时最高颈椎棘突下。

风门穴　位于背部，当第2胸椎棘突下，旁开1.5寸。

肺俞穴　在背部，当第3胸椎棘突下，旁开1.5寸。

曲池穴　屈肘，肘横纹外侧端与肱骨外上髁连线中点。

尺泽穴　在肘横纹中，肱二头肌腱桡侧凹陷处，微屈肘取穴。

内关穴　位于前臂掌侧，当曲泽与大陵的连线上，腕横纹上2寸。

足三里穴　位于小腿外侧，犊鼻下3寸，胫骨前缘外1横指处。

刮痧方法

1 胸部：取仰卧位，裸露胸部，均匀涂抹刮痧油。操作者持刮痧板位于患者一侧，自上而下由天突穴刮至膻中穴，重复数遍，以出痧为度；再从天突穴往中府穴（由中心线往两旁）横刮，自上而下重复数遍，以出痧为度（图6-5-1）。

2 背部：取俯卧位，裸露背部，操作者持刮痧板位于患者一侧，自上而下刮拭督脉两侧华佗夹脊穴，重复数遍，以出痧为度；再采用角刮法，重点刮拭大椎、风门及肺俞等穴位（图6-5-2）。

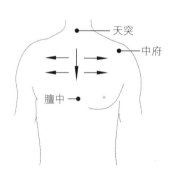

图6-5-1　胸部经穴

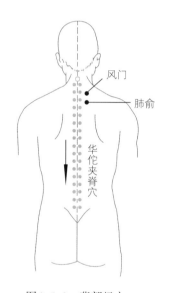

图6-5-2　背部经穴

3 上肢：取坐位或仰卧位，由上至下刮拭患者上肢内、外侧，重点刮拭曲池、尺泽及内关等穴位（图6-5-3）。

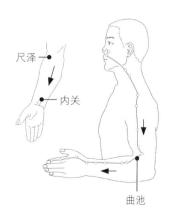

图6-5-3　上肢经穴

4下肢：取坐位或仰卧位，暴露下肢（膝盖以下），由上至下刮拭患者下肢外侧（约足阳明胃经循行线），重点刮拭足三里穴（图6-5-4）。

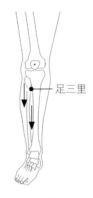

足三里

图6-5-4 下肢经穴

刮痧疗程

每周2次，4周为一疗程，治疗3个疗程。

小贴士

① 病情不能缓解或较重者，建议寻求医生治疗，避免延误或加重病情。

② 重视预防，避免各种诱发因素，适当进行体育锻炼，增强体质。

③ 注意气候影响，做好防寒保暖工作，冬季外出应带口罩。尤其气候转变或换季时，要预防感冒诱发哮喘。有外感病证要及时治疗。

④ 居室宜空气流通，阳光充足。冬季要暖和，夏季要凉爽通风，避免接触特殊气味。

⑤ 饮食宜清淡而富有营养，忌进生冷油腻、辛辣酸甜以及海鲜鱼虾等可能引起过敏的食物，以免诱发哮喘。

⑥ 发病季节，防止活动过度和情绪激动，以免诱发哮喘。

⑦ 注意心率、脉象变化，防止哮喘大发作产生。

第六节　夜啼

　　婴儿白天能安静入睡，入夜则啼哭不安，时哭时止，或每夜定时啼哭，甚则通宵达旦，称为夜啼。多见于新生儿及6个月内的小婴儿。中医学认为其主要病因为脾虚中寒、心经蕴热、暴受恐吓。新生儿及婴儿常以啼哭表达要求或痛苦，饥饿、惊恐、尿布潮湿、衣被过冷或过热等均可引起啼哭，此时若喂以乳食、安抚亲昵、更换潮湿尿布、调整衣被厚薄后，啼哭可很快停止，不属病态，本节主要讨论小婴儿夜间不明原因的反复啼哭。

　　临床主要表现为入夜啼哭不安，时哭时止，或每夜定时啼哭，甚则通宵达旦，但白天如常。应排除外感发热、口疮、肠套叠、寒疝等疾病引起的啼哭，以免贻误患儿病情。

刮痧穴位

　　百会穴　位于头顶正中线与两耳尖连线的交叉处，穴居巅顶。

　　安眠穴　位于项部，当翳风穴和风池穴边线的中点。

　　大椎穴　第7颈椎棘突下，低头时最高颈椎棘突下。

　　大陵穴　在腕掌横纹的中点处，当掌长肌腱与桡侧腕屈肌腱之间。

　　神门穴　位于腕部，腕掌侧横纹尺侧端，尺侧腕屈肌腱的桡侧凹陷处。

　　内关穴　位于前臂掌侧，当曲泽与大陵的连线上，腕横纹上2寸。

　　丰隆穴　位于人体的小腿前外侧，外踝尖上8寸，条口穴外，距胫骨前缘2横指（中指）。

　　三阴交穴　在小腿内侧，当足内踝尖上3寸，胫骨内侧缘后方。

　　太溪穴　位于足内侧，内踝后方与脚跟骨筋腱之间的凹陷处。

　　太冲穴　位于足背侧，第一、二跖骨结合部之前凹陷处。

刮痧方法

1　头颈部：患者坐位，操作者持刮痧板位于患者一侧，首先刮拭百会穴，方法为以百会为中心放射性向头部四周刮拭，重复数遍（图6-6-1）；然后以角刮法，重点刮拭安眠、大椎两穴（图6-6-2）。

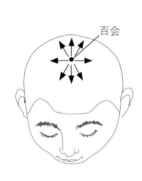

图6-6-1　头部百会穴

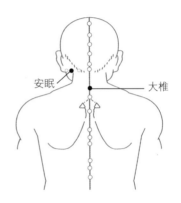

图6-6-2　颈部穴位

2　上肢部：取坐位或仰卧位，由上至下刮拭患者上肢内侧，重点刮拭大陵、神门及内关等穴位（图6-6-3）。

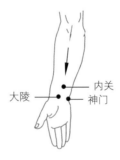

图6-6-3　上肢穴位

3 足部：取坐位或仰卧位，暴露下肢（膝盖以下），由上至下刮拭患者下肢外侧及足背，重点刮拭丰隆、太冲两穴（图6-6-4）。再由上至下刮拭患者下肢内侧，重点刮拭足三阴交、太溪两穴（图6-6-5）。重复数遍，以出痧为度。

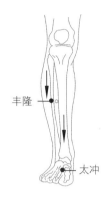

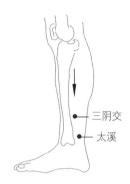

图6-6-4　下肢前侧穴位　　　　图6-6-5　下肢内侧穴位

 刮痧疗程

隔日治疗1次，5次为一疗程，治疗1个疗程。

小贴士

① 病情不能缓解或较重者，建议寻求医生治疗，避免延误或加重病情。

② 要注意防寒保暖，但也勿衣被过暖；注意保持周围环境安静祥和。

③ 孕妇及乳母不可过食寒凉及辛辣热性食物，勿受惊吓。

④ 养成良好的睡眠习惯，不可将婴儿抱在怀中睡眠，不通宵开启灯具。

⑤ 婴儿无故啼哭不止，要注意寻找原因，除去引起啼哭的原因。

第七节　惊风

　　惊风是小儿时期常见的一种急重病证，是一种以抽搐伴神昏为特征的病证，又称"惊厥"，俗名"抽风"。有急惊风与慢惊风之分。凡起病急暴、证候表现属阳属实者统称急惊风；病久中虚、证候表现属阴属虚者，统称慢惊风。若慢惊风进一步发展，病久延绵不愈，阳气衰败，虚风内动者，则称慢脾风，是慢惊风中的危重证候。任何季节均可发生，因温热病发生者最多，一般以1~5岁的小儿为多见，年龄越小，发病率越高。其证情往往比较凶险，变化迅速，威胁小儿生命。

　　惊风的症状，临床上以四肢抽搐、口噤不开、角弓反张，甚至神志不清为主要特征。中医学将其归纳为八候，即搐、搦、颤、掣、反、引、窜、视。

刮痧穴位

　　印堂穴　位于人体额部，在两眉头的中间。

　　合谷穴　在手背，第1、2掌骨间，当第二掌骨桡侧的中点处。

　　中冲穴　位于手中指末节尖端中央。

　　曲池穴　屈肘，肘横纹外侧端与肱骨外上髁连线中点。

　　太冲穴　位于足背侧，第一、二跖骨结合部之前凹陷处。

　　人中穴　位于上嘴唇沟的上1/3与下2/3交界处，为急救昏厥要穴。

　　涌泉穴　位于足底部，蜷足时足前部凹陷处，约当足底第2、3跖趾缝纹头端与足跟连线的前1/3与后2/3交点上。

　　筋缩穴　在背部，当后正中线上，第9胸椎棘突下凹陷中。

刮痧方法

1 头面部：取患者仰卧位，由印堂穴往前正中线发迹处刮拭数遍，以出痧为度。再自印堂穴沿着眉毛上缘往两旁横刮数遍（图6-7-1）。

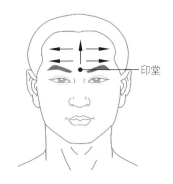

图6-7-1 头面穴位

2 上肢部：取坐位或仰卧位，由上至下刮拭患者上肢外侧，重点刮拭合谷、曲池及中冲等穴位（中冲穴亦可以三棱针点刺放血），重复数遍（图6-7-2，图6-7-3）；然后刮拭肘窝数遍，以出痧为度。

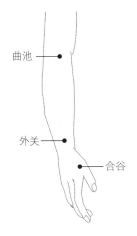

图6-7-2 上肢穴位

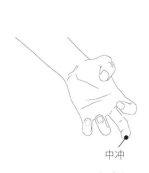

图6-7-3 中冲穴

3 足部：刮拭双腘窝数遍，以出痧为度；再以角刮法，刮拭太冲穴（图6-7-4）。

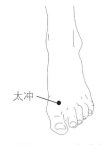

图6-7-4 太冲穴

4 急惊风者加刮拭人中穴、涌泉穴（图6-7-5，图6-7-6）；慢惊风者加刮筋缩穴（图6-7-7）、足三里穴。

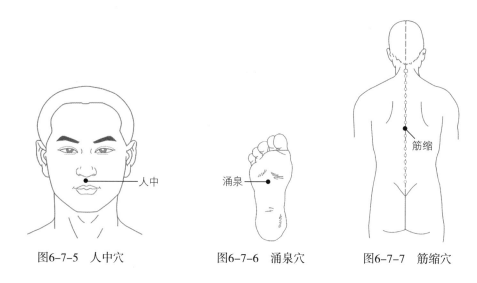

图6-7-5　人中穴　　　　　图6-7-6　涌泉穴　　　　　图6-7-7　筋缩穴

刮痧疗程

隔1~2日治疗1次，10次为一疗程，治疗1个疗程。

① 病情不能缓解或较重者，建议寻求医生治疗，避免延误或加重病情。

② 积极治疗原发疾病。

③ 调节患儿精神情绪，加强体格锻炼，提高抗病能力。

④ 注意饮食卫生，宜吃营养丰富易消化的食物。

⑤ 抽搐时，切忌强行牵拉，以免拉伤筋骨。

⑥ 昏迷、抽搐、痰多的患儿，应注意保持呼吸道通畅，防止窒息。

第八节　疳积

疳积是疳证和积滞的总称。疳证是指由于喂养不当，脾胃受伤，气液耗伤，影响生长发育的病证，相当于营养障碍的慢性疾病，多发于5岁以下的婴幼儿，古时为恶候，列为儿科四大证之一。积滞是由乳食内积，脾胃受损而引起的肠胃疾病。积滞与伤食、疳证有极其密切的关系，三者名异而源一，古人有"无积不成疳"、"积为疳之母"的说法。

临床以神萎、面黄肌瘦、毛发焦枯、肚大筋露、纳呆便溏为主要表现。起病缓慢，病程缠绵，迁延难愈，影响小儿生长发育，严重者还可以导致阴竭阳脱，猝然变险。

刮痧穴位

脾俞穴　第11胸椎棘突下，旁开1.5寸。

胃俞穴　第12胸椎棘突下，旁开1.5寸。

中脘穴　在上腹部，前正中线上，当脐中上4寸。

四缝穴　是经外奇穴，位于第2～第5指掌面，第1、2节横纹中央。

天枢穴　位于腹部，横平脐中，前正中线旁开2寸。

间使穴　在前臂掌侧，当曲泽与大陵的连线上，腕横纹上3寸，掌长肌腱与桡侧腕屈肌腱之间。

百虫窝穴　在大腿内侧，髌底内侧端上3寸，即脾经血海穴上1寸。

刮痧方法

1 背部：取俯卧位，裸露背部，操作者持刮痧板位于患者一侧，自上而下刮拭背部（足太阳膀胱经循行段），重点刮拭双侧脾俞穴、胃俞穴，重复数遍，以出痧为度（图6-8-1）。

2 上腹部：取仰卧位，裸露上腹部，操作者持刮痧板位于患者一侧，自上而下刮拭上腹部前正中线，重点刮拭中脘穴。再以前正中线为中心，往左右两侧横刮（图6-8-2）。

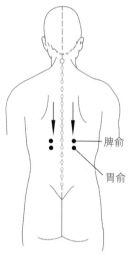

脾俞

胃俞

图6-8-1　背部经穴

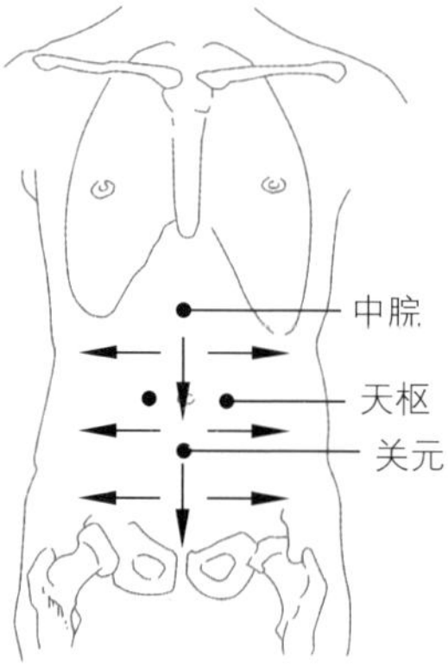

中脘

天枢

关元

图6-8-2　腹部经穴

3 上肢部：操纵者一手握住患者手掌，固定并使其掌心朝上，用刮痧板角刮四缝穴，以皮肤出痧为度（图6-8-3）。

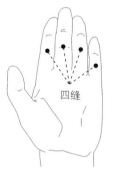

四缝

图6-8-3　四缝穴

腹胀便溏者加刮天枢穴（图6-8-2）；夜卧不宁者加刮间使穴（图6-8-4）；虫积重者加刮百虫窝穴（图6-8-5）。

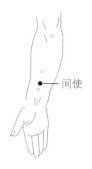

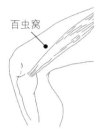

图6-8-4　间使穴　　　　　　　　　　　图6-8-5　百虫窝

每3日治疗1次，5次为一疗程，治疗2个疗程。

小贴士

① 病情不能缓解或较重者，建议寻求医生治疗，避免延误或加重病情。

② 提倡母乳喂养，及时添加辅食，供给多种营养物质，以满足小儿生长发育的需要。

③ 合理安排小儿生活起居，保证充足睡眠时间，经常户外活动，呼吸新鲜空气，多晒太阳，增强体质。

④ 及时纠正饮食偏嗜、过度肥甘滋补、贪吃零食、饥饱无常等不良饮食习惯。

⑤ 病情较重的患儿要加强全身护理，防止褥疮、眼疳、口疳等并发症的发生。

⑥ 定期测量患儿的身高、体重以及时了解和分析病情，检验治疗效果。

第九节　厌食

厌食是小儿时期常见的脾胃病证，多由喂养不当，脾运胃纳失健所致。本病可发生于任何年龄，其中以1~6岁小儿为多见。发病无明显季节性，但夏季暑湿当令之时，因脾胃易为湿困，影响受纳运化，故可使症状加重。本病一般除食欲不振外，常无其他并发症状，预后良好，但部分病程迁延者，可致气血化生不足，抗病能力下降，而易罹患他症，甚或影响生长发育转为疳证。若是其他外感、内伤疾病中出现厌食症状，则不属于本节讨论范畴。

临床以较长时期食欲不振，甚则拒食为特征，食量显著少于同龄正常儿童。可有嗳气、泛恶、脘痞、大便不调等，或伴面色少华、形体偏瘦、口干喜饮等，但精神尚好，活动如常。

刮痧穴位

足太阳膀胱经　起于眼内角，上行头部，分支由头走足，在背部左右各有两条循行线。

脾俞穴　第11胸椎棘突下，旁开1.5寸。

大肠俞穴　在腰部，当第4腰椎棘突下，旁开1.5寸。

任脉　居人体前正中线，起于小腹，终于承浆，分支止于眼眶。

中脘穴　在上腹部，前正中线上，当脐中上4寸。

关元穴　在下腹部，前正中线上，当脐中下3寸。

天枢穴　位于腹部，横平脐中，前正中线旁开2寸。

足阳明胃经　起于鼻翼旁，由头走胸腹，再走足，循行线较丰富。

足三里穴　位于小腿外侧，犊鼻下3寸，胫骨前缘外1横指处。

上巨虚穴　在小腿前外侧，当犊鼻下6寸，距胫骨前缘1横指（中指）。

刮痧方法

1. 背部：取俯卧位，裸露背部，操作者持刮痧板位于患者一侧，自上而下刮拭背部（足太阳膀胱经循行段），重点刮拭双侧脾俞穴、大肠俞两穴，重复数遍，不强求出痧（图6-9-1）。

2. 腹部：取仰卧位，裸露腹部，操作者持刮痧板位于患者一侧，自上而下刮拭腹部前正中线，重点刮拭中脘、关元穴。再以前正中线为中心，往左右两侧横刮，重点刮拭天枢穴（图6-9-2）。

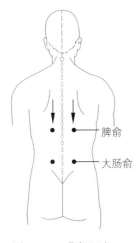

图6-9-1 背部经穴

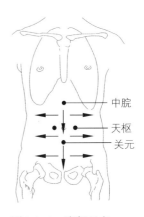

图6-9-2 腹部经穴

3. 下肢：取坐位或仰卧位，暴露下肢（膝盖以下），由上至下刮拭患者下肢外侧（约足阳明胃经循行线），重点刮拭足三里、下巨虚两穴（图6-9-3）。

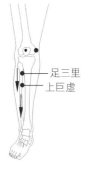

图6-9-3 下肢经穴

刮痧疗程

隔日治疗1次，5次为一疗程，治疗1个疗程。

小贴士

① 病情不能缓解或较重者，建议寻求医生治疗，避免延误或加重病情。

② 掌握正确的喂养方法，少食肥甘厚腻、生冷坚硬之品，给予营养丰富易于消化的食物，不强迫进食。

③ 纠正不良饮食习惯，做到"乳贵有时，食贵有节"，纠正偏食、挑食的习惯，忌妄加滋补，饭前少吃零食糖果饮料。

④ 注意精神调护，让小儿保持良好的情绪，以增强食欲。

⑤ 寻找厌食原因，加强饮食与药物调理，促使早日康复。

第十节　泄泻

泄泻是以大便次数增多，粪质稀薄或如水样为特征的一种小儿常见病。因小儿脾常不足，感受外邪，内伤乳食，或脾肾阳虚，均可导致脾胃运化功能失调而发生泄泻。以2岁以下的小儿最为多见。虽一年四季均可发生，但以夏秋季节发病率为高，秋冬季节发生的泄泻，容易引起流行。轻者治疗得当，预后良好；重者泄下过度，易见气阴两伤，甚至阴竭阳脱。久泻迁延不愈者，则易转为疳证或出现慢惊风。已列为我国儿科重点防治的四病之一。

临床主要表现为大便次数增多，每日超过3～5次，多者达10次以上，呈淡黄色，如蛋花汤样，或黄绿稀溏，或色褐而臭，可有少量黏液。或伴有恶心、呕吐、腹痛、发热、口渴等症。

刮痧穴位

脾俞穴　第11胸椎棘突下，旁开1.5寸。

胃俞穴　第12胸椎棘突下，旁开1.5寸。

大肠俞穴　在腰部，当第4腰椎棘突下，旁开1.5寸。

中脘穴　在上腹部，前正中线上，当脐中上4寸。

天枢穴　位于腹部，横平脐中，前正中线旁开2寸。

足三里穴　位于小腿外侧，犊鼻下3寸，胫骨前缘外1横指处。

内关穴　位于前臂掌侧，当曲泽与大陵的连线上，腕横纹上2寸。

曲池穴　屈肘，肘横纹外侧端与肱骨外上髁连线中点。

合谷穴　在手背，第1、2掌骨间，当第二掌骨桡侧的中点处。

承山穴　在小腿后面正中，当伸直小腿和足跟上提时腓肠肌肌腹下出现凹陷处。

委中穴　在膝后区，腘横纹中点。

刮痧方法

1 背部：取俯卧位，裸露背部，操作者持刮痧板位于患者一侧，自上而下刮拭背部（足太阳膀胱经循行段），重点刮拭双侧脾俞、胃俞及大肠俞等穴，重复数遍，以出痧为度（图6-10-1）。

2 腹部：取仰卧位，裸露腹部，操作者持刮痧板位于患者一侧，自上而下刮拭腹部前正中线，重点刮拭中脘穴。再以前正中线为中心，往左右两侧横刮，重点刮拭天枢穴（图6-10-2）。

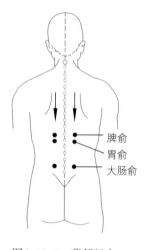

图6-10-1 背部经穴

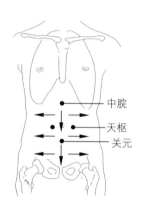

图6-10-2 腹部经穴

3 下肢：取坐位或仰卧位，暴露下肢（膝盖以下），由上至下刮拭患者下肢外侧（约足阳明胃经循行线），重点刮拭足三里穴（图6-10-3）。

4 上肢：取坐位或仰卧位，由上至下刮拭患者上肢内侧，重点刮拭内关穴（图6-10-4）。

5 伴发热者加刮曲池穴，伴头痛头晕者加刮合谷穴（图6-10-5）；转筋者加刮承山、委中穴（图6-10-6）。

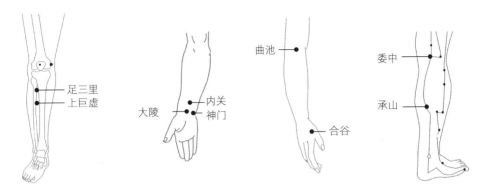

图6-10-3　足阳明经穴　图6-10-4　内关穴　图6-10-5　曲池、合谷　图6-10-6　承山、委中

刮痧疗程

每日或隔日治疗1次，3次为一疗程，治疗2～3个疗程。

① 病情不能缓解或较重者，建议寻求医生治疗，避免延误或加重病情。

② 提倡母乳喂养，正确添加辅食，合理喂养。

③ 做到饮食有节，起居有时，不暴饮暴食，不偏食，不食生冷不洁难化之物。

④ 注意气候变化，及时增减衣物，避免腹部受凉、饮食当风、冒受暑热、久卧湿地等。

⑤ 注意臀部卫生，勤换尿布，大便后及时温水清洗，揩干，扑上滑石粉，以防止红臀。已发生者可外涂紫草油、金黄膏等。

⑥ 对感染性腹泻患儿要注意粪便清理，消毒隔离，避免交叉感染。

第十一节 口疮

口疮又称"口疡"，是指口舌浅表溃烂的一种病证。可见于任何年龄的小儿，但以婴幼儿发病较多。西医学认为，人体口腔内存在着许多致病菌和非致病菌。在健康情况下它们和人体保持着相对平衡，不会引起疾病，一旦人体抵抗力减弱，就可发生口腔局部炎症、溃疡。如果给小儿吃过热、过硬的食物，或擦洗婴幼儿口腔时用力过大等，都可损伤口腔黏膜而引起发炎、溃烂。小儿患上呼吸道感染、发热及受细菌和病毒感染后，口腔不清洁，口黏膜干燥，也可引起口疮。以营养不良的小儿发病率高。

临床以口颊、唇、舌、齿龈、上腭等处发生淡黄或白色溃疡，局部疼痛为主要临床特征，轻症患儿仅口腔疼痛流涎，饮食受限，体弱久病者则病程长，口疮反复发生。重症患儿可出现满口糜烂，高热，烦躁，拒食，甚则精神萎靡，四肢不温，吐泻等。

刮痧穴位

颊车穴　在面颊部，下颌角前上方，咀嚼时咬肌隆起时最高处。

承浆穴　在面部，颏唇沟的正中凹陷处。

廉泉穴　结喉上方，当舌骨的上缘凹陷处。

曲池穴　屈肘，肘横纹外侧端与肱骨外上髁连线中点。

支正穴　在前臂背面尺侧，当阳谷与小海的连线上，腕背横纹上5寸。

合谷穴　在手背，第1、2掌骨间，当第二掌骨桡侧的中点处。

内庭穴　足背第2、第3趾间，趾蹼缘后方赤白肉际处。

足三里穴　位于小腿外侧，犊鼻下3寸，胫骨前缘外1横指处。

刮痧方法

头面部：取仰卧位，在面部均匀涂抹刮痧油。操作者持刮痧板位于患者一侧，按图6-11-1示意刮拭脸部，重点刮拭颊车、承浆及廉泉等穴，重复数遍。

2 上肢部：取坐位或仰卧位，由上至下刮拭患者上肢外侧，重点刮拭曲池、支正及合谷等穴位（图6-11-2）。

3 下肢部：患者坐位，暴露下肢（膝盖以下），由上至下刮拭患者下肢外侧（约足阳明胃经循行线），重点刮拭足三里、内庭等穴（图6-11-3）。

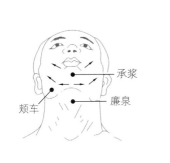

图6-11-1　头面部经穴

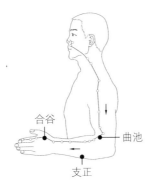

图6-11-2　上肢经穴

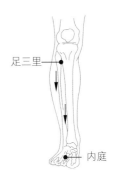

图6-11-3　下肢经穴

刮痧疗程

每日或隔日治疗1次，3次为一疗程，治疗2～3个疗程。

小贴士

① 病情不能缓解或较重者，建议寻求医生治疗，避免延误或加重病情。

② 饭前饭后勤洗手，注意饮食餐具的清洁消毒。

③ 注意口腔清洁，保持口腔卫生，饭后睡前常用温水漱口。

④ 注意饮食调节，多食新鲜蔬菜水果，饮食有节，忌暴饮暴食及过食肥甘辛辣刺激之品。

第十二节　百日咳

　　百日咳是由百日咳杆菌所致的急性呼吸道传染病，临床以阵发性痉挛性咳嗽，阵咳末出现高音调鸡鸣样吼声为特征，中医称为顿咳。本病传染性很强，冬春季节发病较多。患病以5岁以下小儿为多，年龄愈小则病情愈重，小婴儿易发生窒息、死亡。病程可长达2～3个月，无合并症者，一般预后良好。重症或体弱婴儿易并发肺炎和脑病。自从广泛开展百日咳疫苗接种以来，其发病率已明显降低。

　　本病初起类似感冒，热退后咳嗽加重，具有典型的阵发性痉挛性咳嗽，咳后伴高调的鸡鸣样吼声，反复多次，直至咳出大量黏稠痰液，咳嗽暂缓，同时常伴呕吐。由于剧咳可致面部、眼睑浮肿，眼结膜出血，舌系带溃疡。

刮痧穴位

　　风门穴　位于背部，当第2胸椎棘突下，旁开1.5寸。

　　肺俞穴　在背部，当第3胸椎棘突下，旁开1.5寸。

　　身柱穴　在背部，第3胸椎棘突下凹陷中。

　　尺泽穴　在肘横纹中，肱二头肌腱桡侧凹陷处，微屈肘取穴。

　　内关穴　位于前臂掌侧，当曲泽与大陵的连线上，腕横纹上2寸。

　　合谷穴　在手背，第1、2掌骨间，当第二掌骨桡侧的中点处。

刮痧方法

1 背部：取俯卧位，裸露背部，操作者持刮痧板位于患者一侧，由上而下刮拭背部（督脉及足太阳膀胱经循行段），重点刮拭风门、肺俞及身柱等穴，重复数遍，以出痧为度（图6-12-1）。

2 上肢部：取坐位或仰卧位，由上至下刮拭患者上肢内、外侧，重点刮拭尺泽、内关及合谷等穴位（图6-12-2）。

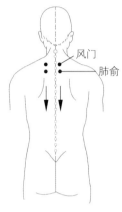

图6-12-1　背部经穴

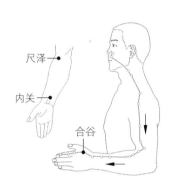

图6-12-2　上肢经穴

刮痧疗程

隔日治疗1次，5次为一疗程，治疗2个疗程。

小贴士

① 病情不能缓解或较重者，建议寻求医生治疗，避免延误或加重病情。

② 建议婴幼儿应按时接种百白破三联疫苗。

③ 发现患儿及时隔离治疗，刮痧疗法仅适用于本病初起。

④ 保证居室空气流通，阳光充足，避免接触异味、辛辣、烟尘等刺激物。

⑤ 小婴儿阵咳时要抱起，轻拍背部，以防呕吐物呛入气管引起窒息。

第十三节　小儿遗尿

遗尿，亦称尿床，是指5岁以上的小儿睡眠中经常小便自遗，醒后方觉的一种病证。中医学认为其发病与元气不足，肺、脾、肾功能失调有关。本病多见于10岁以下的小儿，也有病情反复延至更大年龄者。迁延不愈者可使儿童精神抑郁，影响身心健康。本病发病男孩高于女孩，部分有明显的家族史，病程较长，或反复发作。学龄期儿童，由于睡前多饮，或疲劳酣睡，偶有睡中遗尿者，不属病态。

临床表现为患儿每夜或隔天发生尿床，轻者数日一次，重者可一夜数次，睡眠较深，不易唤醒。常常伴夜惊、梦游、多动或其他行为障碍。

刮痧穴位

百会穴　位于头顶正中线与两耳尖连线的交叉处，穴居巅顶。

关元穴　在下腹部，前正中线上，当脐中下3寸。

气海穴　位于下腹部，前正中线上，当脐中下1.5寸。

中极穴　位于下腹部，前正中线上，当脐中下4寸。

中脘穴　在上腹部，前正中线上，当脐中上4寸。

脾俞穴　在背部，第11胸椎棘突下，旁开1.5寸。

肾俞穴　在背部，第2腰椎棘突下，旁开1.5寸。

膀胱俞穴　在背部，位于骶正中嵴（第2骶椎棘突下）旁开1.5寸。

三焦俞穴　在背部，位于第1腰椎棘突下，旁开1.5寸。

次髎穴　位于髂后上棘与后正中线之间，适对第2骶后孔。

足三里穴　位于小腿外侧，犊鼻下3寸，胫骨前缘外1横指处。

三阴交穴　在小腿内侧，当足内踝尖上3寸，胫骨内侧缘后方。

刮痧方法

1 头部：患者坐位，操作者持刮痧板位于患者一侧，刮拭百会穴。
方法：以百会为中心放射性向头部四周刮拭，重复数遍（图6-13-1）。

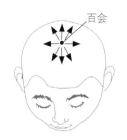

图6-13-1　头部百会穴

2 腹部：取仰卧位，裸露腹部，操作者持刮痧板位于患者一侧，自上而下刮拭腹部前正中线，重点刮拭气海、关元及中极穴（图6-13-2）。

3 背部：取俯卧位，裸露背部，操作者持刮痧板位于患者一侧，自上而下刮拭背部（足太阳膀胱经循行段），重点刮拭双侧脾俞、肾俞、膀胱俞、三焦俞及次髎等穴，重复数遍，以出痧为度（图6-13-3）。

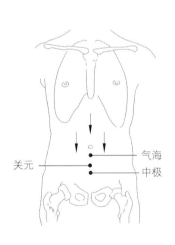

图6-13-2　腹部经穴

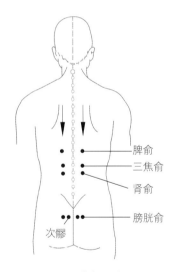

图6-13-3　背部经穴

足部：取患者坐位，暴露下肢（膝盖以下），由上至下刮拭患者下肢外侧（约足阳明胃经循行线），重点刮拭足三里穴（图6-13-4）；同法，刮拭下肢内侧，重点刮拭三阴交穴（图6-13-5）。

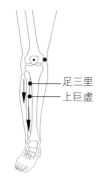

图6-13-4　足三里穴

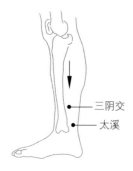

图6-13-5　三阴交穴

刮痧疗程

每2～3日治疗1次，5次为一疗程，治疗3个疗程。

① 本病复发率高，治愈后应继续巩固治疗1个疗程。

② 应自幼时开始培养按时排尿的良好习惯。

③ 对于患儿要耐心引导，切忌打骂、责罚，鼓励患儿消除怕羞和紧张情绪。

④ 白天不使患儿游玩过度，以免疲劳贪睡。夜晚睡眠，保持侧卧位。

⑤ 在夜间经常发生遗尿的时间前，及时唤醒排尿，坚持训练1～2周。

⑥ 积极治疗各种疾病，加强锻炼，增强体质。

第十四节 汗证

小儿汗证是指小儿在安静状态下，全身或局部出汗过多，甚则大汗淋漓为主的一类病证。多见于婴幼儿和学龄前儿童，尤其是素体虚弱者，亦可见于较大儿童。中医学认为小儿汗证有自汗、盗汗之分，但常自汗、盗汗并见。不分寤寐，无故汗出者称自汗，多为气虚、阳虚；睡中出汗，醒时汗止者称盗汗，多为阴虚。临床辨证，应排除生理性汗多和外界因素引起的汗多两种情况。生理性汗多是指小儿入睡时常头额部位有微汗出，但睡眠饮食正常，精神活泼；外界因素引起的汗多，是指因天气炎热、衣着过暖、乳食过急、剧烈活动、恐惧惊吓等导致汗出，均不为病态。

临床主要表现为在安静状态下，白天或夜间全身或某些部位汗出较正常时多，无其他病证。应排除维生素D缺乏性佝偻病、结核感染、风湿热、传染病等引起的出汗。

刮痧穴位

大椎穴　第7颈椎棘突下，低头时最高颈椎棘突下。

心俞穴　在背部，当第5胸椎棘突下，旁开1.5寸。

肺俞穴　在背部，当第3胸椎棘突下，旁开1.5寸。

脾俞穴　第11胸椎棘突下，旁开1.5寸。

曲池穴　屈肘，肘横纹外侧端与肱骨外上髁连线中点。

内关穴　位于前臂掌侧，当曲泽与大陵的连线上，腕横纹上2寸。

合谷穴　在手背，第1、2掌骨间，当第二掌骨桡侧的中点处。

神门穴　位于腕部，腕掌侧横纹尺侧端，尺侧腕屈肌腱的桡侧凹陷处。

足三里穴　位于小腿外侧，犊鼻下3寸，胫骨前缘外1横指处。

刮痧方法

1 背部：取俯卧位，裸露背部，操作者持刮痧板位于患者一侧，自上而下刮拭背部（督脉及足太阳膀胱经循行段），重点刮拭大椎、心俞、肺俞及脾俞等穴，重复数遍，以出痧为度（图6-14-1）。

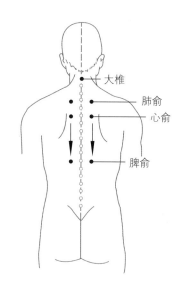

图6-14-1　背部经穴

2 上肢：取坐位或仰卧位，由上至下刮拭患者上肢内侧，重点刮拭神门及内关穴（图6-14-2）；再由上至下刮拭患者上肢外侧，重点刮拭曲池和合谷穴（图6-14-3）。

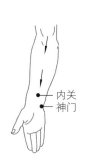

图6-14-2　神门、内关穴

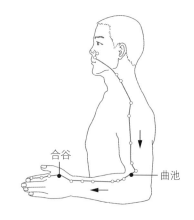

图6-14-3　曲池、合谷穴

下肢：取患者坐位，暴露下肢（膝盖以下），由上至下刮拭患者下肢外侧（约足阳明胃经循行线），重点刮拭足三里穴（图6-14-4）。

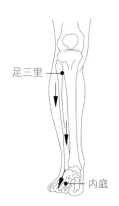

图6-14-4　足三里穴

 刮痧疗程

每日或隔日治疗1次，3次为一疗程，治疗2～3个疗程。

小贴士

① 进行适当的户外活动和体育锻炼，增强小儿体质。

② 注意个人卫生，勤换衣被，勤擦身、洗澡，保持皮肤干燥。

③ 注意病后调理，避免直接吹风。

④ 汗出过多致津伤气耗者，应补充水分及容易消化而营养丰富的食物。

⑤ 慎用或忌用辛散之药和食品，以防开泄腠理，汗漏不已。

第十五节　缺铁性贫血

缺铁性贫血是小儿常见的疾病，是由于体内贮存铁量减少，血红蛋白合成不足而引起的贫血。多发生在6个月～3岁的婴幼儿。本病不仅影响儿童的生长发育，严重者还影响其行为智力以及对疾病的抵抗力。中医学认为小儿先天禀赋不足，后天喂养不当，或感染诸虫，疾病损伤等导致本病，血虚不荣是主要病理基础，属中医学"血虚"范畴。本病轻、中度者预后较好，但重度贫血或长期轻中度贫血可导致脏腑功能失调，影响儿童健康与成长。

轻度贫血可无自觉症状，中度以上的贫血，可出现不同程度的面色苍白，指甲、口唇和睑结膜苍白，易感疲乏无力，不爱活动，伴头晕乏力，纳呆，烦躁等症。

刮痧穴位

肝俞穴　在背部，当第9胸椎棘突下，旁开1.5寸。

脾俞穴　第11胸椎棘突下，旁开1.5寸。

膈俞穴　在背部，当第7胸椎棘突下，旁开1.5寸。

膏肓穴　位于人体的背部，当第4胸椎棘突下，旁开3寸。

章门穴　位于人体的侧腹部，当第11肋游离端的下方。

关元穴　在下腹部，前正中线上，当脐中下3寸。

足三里穴　位于小腿外侧，犊鼻下3寸，胫骨前缘外1横指处。

血海穴　在股前区，髌底内侧端上2寸，股内侧肌隆起处。

三阴交穴　在小腿内侧，当足内踝尖上3寸，胫骨内侧缘后方。

悬钟穴　在外踝尖上3寸，腓骨前缘。

刮痧方法

1 背部：取俯卧位，裸露背部，操作者持刮痧板位于患者一侧，自上而下刮拭背部（足太阳膀胱经循行段），重点刮拭肝俞、脾俞、膈俞及膏肓等穴，重复数遍，以出痧为度（图6-15-1）。

2 腹部：取仰卧位，裸露腹部，操作者持刮痧板位于患者一侧，自上而下刮拭腹部，重点刮拭章门和关元穴（图6-15-2）。

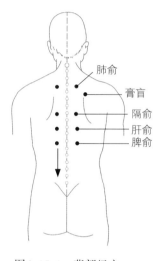

图6-15-1　背部经穴

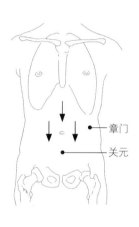

图6-15-2　腹部经穴

3 下肢部：取患者坐位，暴露下肢（膝盖以下），由上至下刮拭患者下肢外侧（约足阳明胃经循行线），重点刮拭足三里、悬钟穴（图6-15-3）；同法，刮拭下肢内侧，重点刮拭血海、三阴交穴（图6-15-4）。

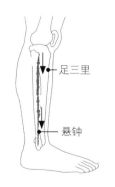

图6-15-3　下肢外侧经穴

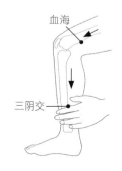

图6-15-4　下肢内侧经穴

刮痧疗程

每日或隔日治疗1次，3次为一疗程，治疗2~3个疗程。

小贴士

① 合理喂养，广泛宣传母乳喂养的优越性与合理喂养的必要性。

② 患儿要预防外感，随气候变化及时增减衣服。

③ 及时添加含铁丰富及铁吸收率高的辅食，如蛋黄、瘦肉等。

④ 纠正小儿不良饮食习惯。

⑤ 严重贫血患儿应注意卧床休息。

（以上章节由黄毅勇、付芳、王立编写）

第七章　五官科疾病

第一节　青光眼

青光眼是指眼内压间断或持续升高的一种眼病，持续的高眼压可以给眼球各部分组织和视功能带来损害，如不及时治疗，视野可能全部丧失而至失明。青光眼眼压增高的原因是房水循环的动态平衡受到了破坏。少数由于房水分泌过多，但多数还是因为房水流出发生了障碍，如前房角狭窄甚至关闭、小梁硬化等。中医将青光眼称为"青盲"，其病因病机主要为肝肾亏虚，精血耗损，精气不能上荣，目失涵养。青光眼是导致人类失明的三大致盲眼病之一，总人群发病率为1%，45岁以后为2%。

其临床表现为头痛、眼胀痛、视力减退、头痛逐渐加重，伴有恶心、呕吐、结膜充血、角膜混浊，长期不愈，最后可导致失明。

刮痧穴位

瞳子髎穴　在面部，眼睛外侧一厘米处（当眶外侧缘处）。

攒竹穴　在面部，当眉头陷中，眶上切迹处。

四白穴　在面部，目正视，瞳孔直下，当颧骨上方凹陷中。

肝俞穴　在背部，当第9胸椎棘突下，旁开1.5寸。

胆俞穴　在背部，当第10胸椎棘突下，旁开1.5寸。

三阴交穴　在小腿内侧，当足内踝尖上3寸，胫骨内侧缘后方。

太溪穴　位于足内侧，内踝后方与脚跟骨筋腱之间的凹陷处。

太冲穴　位于足背侧，第一、二跖骨结合部之前凹陷处。

刮痧方法

1 头面部：取患者仰卧位，在脸部均匀涂抹刮痧油。用刮痧板轻轻刮拭整个脸部，注意刮痧的方向，重点刮拭四白、攒竹及瞳子髎等穴位（图7-1-1）。

2 背部：取坐位或俯卧位，裸露腰背部，由上至下刮拭背部足太阳膀胱经，重复多遍，并角刮肝俞穴、胆俞穴（图7-1-2）。

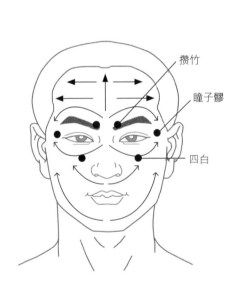

图7-1-1 头面部经穴

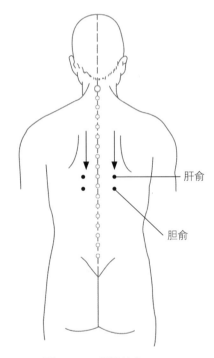

图7-1-2 背部经穴

3 下肢：取坐位或仰卧位，暴露下肢（膝盖以下），由上至下刮拭患者下肢内侧，重点刮拭三阴交穴、太溪穴和太冲穴（图7-1-3）。

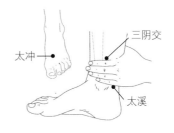

图7-1-3　下肢经穴

刮痧疗程

每日或隔日治疗1次，5次为一疗程，治疗3～5个疗程。

小贴士

① 病情不能缓解或较重者，建议寻求医生治疗，避免延误或加重病情。

② 早发现、早治疗是控制青光眼最好的办法。

③ 在饮食上要吃容易消化的食物，不要大量饮水，不要吃刺激性食物，保持大便通畅。

④ 平时注意养护眼部，当眼睛感到疲劳的时候应该及时休息。

⑤ 传统疗法无效时，宜尽早手术。

第二节　白内障

凡是各种原因如老化、遗传、局部营养障碍、免疫与代谢异常、外伤、中毒、辐射等，都能引起晶状体代谢紊乱，导致晶状体蛋白质变性而发生混浊，称为白内障。此时光线被混浊晶状体阻扰无法投射在视网膜上，导致视物模糊。中医学认为其病机为肝血不足、肾精亏损、不能布津，精血无以濡养目窍，而致目生翳障，视物不明或不能视物。多见于40岁以上，且随年龄增长而发病率增多。本病可分先天性和后天性。

主要临床表现为视物模糊并逐渐加重，部分患者可能有眼前黑影，随眼球运动而移动，也有可能出现复视。

刮痧穴位

百会穴　在头顶部，头顶正中线与两耳尖连线的交点处。

太阳穴　位于头部侧面，约眉梢和外眼角中间向后1横指凹陷处。

丝竹空穴　位于人体的面部，眉梢凹陷处。

攒竹穴　在面部，当眉头陷中，眶上切迹处。

四白　在面部，目正视，瞳孔直下，当颧骨上方凹陷中。

风池穴　在项部，当枕骨之下，胸锁乳突肌与斜方肌上端之间的凹陷处。

肝俞穴　在背部，当第9胸椎棘突下，旁开1.5寸。

肾俞穴　在腰部，当第2腰椎棘突下，旁开1.5寸。

三阴交穴　在小腿内侧，当足内踝尖上3寸，胫骨内侧缘后方。

太溪穴　位于足内侧，内踝后方与脚跟骨筋腱之间的凹陷处。

太冲穴　位于足背侧，第一、二跖骨结合部之前凹陷处。

刮痧方法

1 头面部：取患者仰卧位，在脸部均匀涂抹刮痧油。用刮痧板轻轻刮拭整个脸部，注意刮痧的方向，重点刮拭太阳、丝竹空、四白及攒竹等穴位（图7-2-1）；再取患者坐位，操作者持刮痧板位于患者一侧，以百会为中心放射性向头部四周刮拭，重复数遍（图7-2-2）。

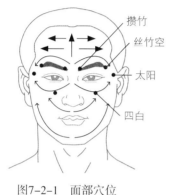

图7-2-1　面部穴位

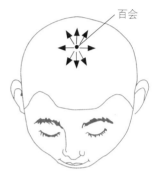

图7-2-2　头顶部穴位

2 背部：取坐位或俯卧位，裸露背部，由上至下刮拭背部足太阳膀胱经，重复多遍，要求出痧，并角刮风池穴、肝俞穴和肾俞穴（图7-2-3）。

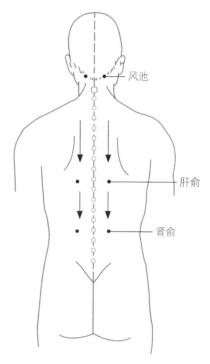

图7-2-3　颈背部穴位

3 下肢：取坐位或仰卧位，暴露下肢（膝盖以下），由上至下刮拭患者下肢内侧，重点刮拭三阴交穴、太溪穴、太冲穴（图7-2-4）。

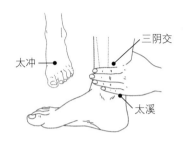

图7-2-4　下肢穴位

刮痧疗程

每日或隔日治疗1次，5次为一疗程，治疗3～5个疗程。

小贴士

① 病情不能缓解或较重者，建议寻求医生治疗，避免延误或加重病情。

② 白内障早期不痛不痒，极难被发现，建议定期做眼部检查。

③ 日常生活中，应尽量避开强光和紫外线，减少电脑、手机等辐射。

④ 平时注意多饮水，避免机体缺水，多补充维生素c。

⑤ 用眼有度，避免眼睛疲劳。

第三节 睑腺炎

睑腺炎又称麦粒肿，是一种常见的眼睑腺体及睫毛毛囊的急性化脓性炎症，青少年多发。该病容易反复，严重时可破溃，遗留眼睑瘢痕。中医学将其称作"偷针眼"，其主要病因病机为脾胃蕴热积毒，外感风热邪毒而致热毒上攻，壅阻于眼睑皮肉经络。根据被感染的腺体的不同部位，可分为外睑腺炎和内睑腺炎。

病证初期眼睑痒痛，睫毛毛囊根部皮肤红肿，形成硬结如麦粒；继而红肿热痛加剧，拒按，重者进一步发展并化脓，伴有颌下或耳前淋巴结肿大。

刮痧穴位

太阳穴　位于头部侧面，约眉梢和外眼角中间向后1横指凹陷处。

承泣穴　在面部，目正视，瞳孔直下，当眼球与眶下缘之间。

四白穴　在面部，目正视，瞳孔直下，当颧骨上方凹陷中。

睛明穴　在面部，目内眦角稍上方凹陷处。

攒竹穴　在面部，当眉头陷中，眶上切迹处。

瞳子髎穴　在面部，眼睛外侧1厘米处（当眶外侧缘处）。

曲池穴　屈肘，肘横纹外侧端与肱骨外上髁连线中点。

合谷穴　在手背，第1、2掌骨间，当第二掌骨桡侧的中点处。

刮痧方法

1 头面部：取患者仰卧位，在脸部均匀涂抹刮痧油。用刮痧板轻轻刮拭整个脸部，注意刮痧的方向（图7-3-1）；重点刮拭患侧印堂、太阳、承泣、四白、睛明、攒竹及瞳子髎等穴位（图7-3-2）。

2 背部：取坐位或俯卧位，裸露背部，操作者持刮痧板位于患者一侧，由上而下轻刮背部3~5分钟，以两肩胛骨间区域为重点，找出痧疹比较密集的部位进行重点刮拭（图7-3-3）。

3 上肢：取坐位或仰卧位，由上至下刮拭患者上肢外侧，重点刮拭曲池和合谷穴（图7-3-4）。

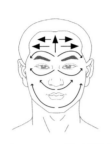

图7-3-1　面部刮拭图

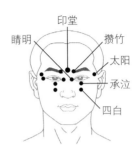

图7-3-2　面部穴位

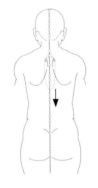

图7-3-3　背部穴位

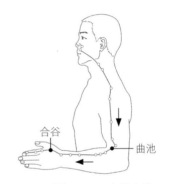

图7-3-4　上肢穴位

刮痧疗程

每日或隔日治疗1次，3次为一疗程，治疗1~2个疗程。

小贴士

① 病情不能缓解或较重者，建议寻求医生治疗，避免延误或加重病情。

② 平时应注意卫生习惯，少用手揉搓眼睛。

③ 病发初期，可局部热敷，以化解硬结。

④ 不可自行挤压排脓，以免导致并发症。

⑤ 保持大便通畅，避免便秘。

第四节　近视

　　近视指眼在调节松弛状态下，平行光线经眼的屈光系统的折射后焦点落在视网膜之前。近视的发生与遗传、发育、环境、不良坐姿等诸多因素有关，但确切的发病机制仍在研究中。中医学认为其病因病机是过用目力，久视伤血，血伤气损，以致目中神光不能发越于远处，或肝肾两虚，禀赋不足，神光衰弱，光华不能远及而仅能视近。

　　主要表现为视近物清晰，而视远物不清，伴有眼胀、头痛、视力疲劳等症状。

刮痧穴位

　　睛明穴　在面部，目内眦角稍上方凹陷处。

　　承泣穴　位于面部，瞳孔直下，当眼球与眶下缘之间。

　　翳明穴　在耳垂后，颞骨乳突与下颌骨下颌支后缘间凹陷后1寸处。

　　风池穴　在项部，当枕骨之下，胸锁乳突肌与斜方肌上端之间的凹陷处。

　　肝俞穴　在背部，当第9胸椎棘突下，旁开1.5寸。

　　肾俞穴　在腰部，当第2腰椎棘突下，旁开1.5寸。

　　合谷穴　在手背，第1、2掌骨间，当第二掌骨桡侧的中点处。

　　足三里穴　位于小腿外侧，犊鼻下3寸，胫骨前缘外1横指处。

　　光明穴　位于人体的小腿外侧，当外踝尖上5寸，腓骨前缘。

　　三阴交穴　在小腿内侧，当足内踝尖上3寸，胫骨内侧缘后方。

刮痧方法

1 头面部：取仰卧位或坐位，以画圈的形式刮拭眼睛四周，注意刮拭方向，重点刮拭眼区周围的睛明穴和承泣穴（图7-4-1）；再刮拭颈后翳明穴和风池穴，以皮肤潮红为度（图7-4-2）。

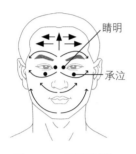

图7-4-1 面部刮拭

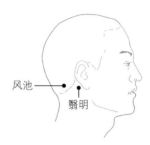

图7-4-2 头侧部穴位

2 背部：取坐位或俯卧位，裸露腰背部，由上至下刮拭背部足太阳膀胱经，重复多遍，并角刮肝俞穴和肾俞穴（图7-4-3）。

3 上肢：取坐位或仰卧位，由上至下刮拭上肢外侧，重复多遍，重点刮拭合谷穴（图7-4-4）。

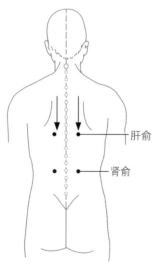

图7-4-3 项背部经穴

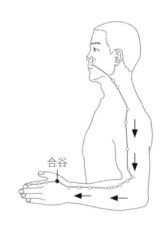

图7-4-4 上肢经穴

4 下肢：取坐位或仰卧位，暴露下肢（膝盖以下），由上至下依次刮拭患者下肢内、外侧，重点刮拭足三里、光明及三阴交等穴（图7-4-3）。

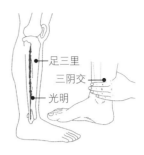

图7-4-5 下肢穴位

 刮痧疗程

每周2～3次，4周为一疗程，治疗2～3个疗程。

小贴士

① 平时养成良好的用眼习惯，阅读和书写时保持端正的姿势。

② 学习和工作环境照明要适度，照明应无眩光或闪烁，黑板不反光，不在阳光照射或暗光下阅读或写字。

③ 定期检查视力，对验光确诊的近视应佩戴合适的眼镜，以保持良好的视力及正常调节与集合。

④ 加强体育锻炼，注意营养，增强体质。

第五节　耳源性眩晕

耳源性眩晕系指前庭迷路感受异常引起的眩晕。当发生迷路积水（梅尼埃病）、晕动病（晕舟车病）、迷路炎、迷路出血或中毒、前庭神经炎或损害、中耳感染等都可引起体位平衡障碍，发生眩晕。一次发作的时间较短，病人常感物体旋转或自身旋转，行走可出现偏斜或倾倒，发作中神志清醒。

主要表现为发作性眩晕，听力减退及耳鸣，重症常伴有恶心，呕吐，面色苍白，出汗等迷走神经刺激现象，可发生水平性或水平兼旋转性眼球震颤。

刮痧穴位

　　百会　在头顶部，头顶正中线与两耳尖连线的交点处。

　　太阳　位于头部侧面，约眉梢和外眼角中间向后一横指凹陷处。

　　风池　在项部，当枕骨之下，胸锁乳突肌与斜方肌上端之间的凹陷处。

　　听宫　头部侧面耳屏前部，下颌骨髁状突的后方，张口时呈凹陷处。

　　哑门　位于项部，当后发际正中直上0.5寸，第1颈椎下。

　　大椎　第7颈椎棘突下，低头时最高颈椎棘突下。

　　肩井　位于肩上，当大椎穴与肩峰端连线的中点上。

刮痧方法

1 头顶部：取坐位，操作者持刮痧板位于患者侧前方，刮痧板以45°角平面朝下，以百会穴为中心向四周发际放射样刮拭，速度为50～70次每分钟，每方位刮50次，重点刮拭百会穴（图7-5-1）。

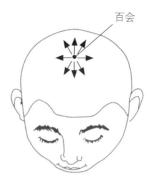

百会

图7-5-1　头顶部刮拭

2 侧头部：取坐位，操作者持刮痧板位于患者侧方，刮痧板以45°角平面朝下，从太阳穴至风池穴，绕耳上缘弧线刮拭20～50次；再沿耳部为中心，圆形刮拭20～50次，重点刮拭听宫穴（图7-5-2）。

3 颈肩部：取坐位，操作者持刮痧板位于患者侧后方，从哑门穴至大椎穴、风池穴至同侧肩峰由上往下刮拭。重点刮拭大椎、风池、肩井等穴，重复数遍，以出痧为度（图7-5-3）。

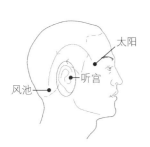

图7-5-2　侧头部穴位

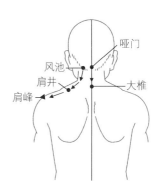

图7-5-3　颈肩部穴位

刮痧疗程

每日或隔日治疗1次，3次为一疗程，共治疗3～5个疗程。

① 眩晕发作期中，患者应自选体位卧床休息。

② 在间歇期不宜单独外出，防止突然发作，出现意外。

③ 居住环境宜保持极度安静，光线尽量暗些，但空气要流动通畅。

④ 戒刺激性饮食及烟、酒，宜用少盐饮食。

⑤ 加强前庭锻炼，注意精神调理，保持心情舒畅。

第六节　慢性鼻炎

慢性鼻炎是鼻黏膜及黏膜下层的慢性炎症。其主要特点是炎症持续3个月以上或反复发作，迁延不愈，间歇期亦不能恢复正常，且无明确的致病微生物，伴有不同程度的鼻塞，分泌物增多，鼻黏膜肿胀或增厚等。

根据慢性鼻炎的病理和功能紊乱的程度，可分为慢性单纯性鼻炎和慢性肥厚性鼻炎，前者是以鼻黏膜肿胀、分泌物增多为特征的鼻黏膜慢性炎症，后者是以黏膜、黏膜下层甚至骨质的局限性或弥漫性增生肥厚为特点的鼻腔慢性炎症。中医学认为其病因病机乃因肺脾气虚、郁滞鼻窍或邪毒久留、气滞血瘀所致。

主要临床症状为鼻塞，流鼻涕，继发感染后可有脓涕。初期多为半透明的黏液性鼻涕，可向后经后鼻孔流入咽喉部引起咽喉不适、多"痰"及咳嗽等症状。

刮痧穴位

迎香穴　位于面部，鼻翼中点旁鼻唇沟中。

印堂穴　位于人体额部，在两眉头的中间。

风门穴　位于背部，当第2胸椎棘突下，旁开1.5寸。

肺俞穴　在背部，当第3胸椎棘突下，旁开1.5寸。

心俞穴　在背部，当第5胸椎棘突下，旁开1.5寸。

列缺穴　在人体前臂桡侧缘，桡骨茎突上方，腕横纹上1.5寸。

孔最穴　在前臂掌面桡侧，当尺泽与太渊连线上，腕横纹上7寸。

尺泽穴　在肘横纹中，肱二头肌腱桡侧凹陷处，微屈肘取穴。

曲池穴　屈肘，肘横纹外侧端与肱骨外上髁连线中点。

商阳穴　位于食指末节桡侧，距指甲角0.1寸处。

刮痧方法

1 头面部：取坐位或仰卧位，轻刮迎香穴附近至皮肤潮红，再刮拭两眉间（相当于印堂穴）至前发际线，由下至上刮拭5～10次（图7-6-1）。

2 背部：取坐位或俯卧位，裸露背部，由双侧风门穴自上而下沿膀胱经向下刮至心俞穴，反复多次，重点刮拭风门穴、肺俞穴、心俞穴（图7-6-2）。

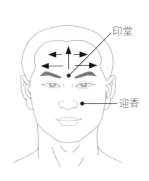

图7-6-1　头面部穴位

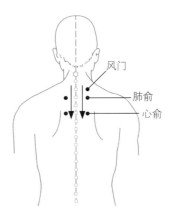

图7-6-2　背部经穴

3 上肢部：取坐位或俯卧位，刮拭上肢内侧手太阴肺经，由上至下，重复多遍，重点刮拭列缺、孔最、尺泽等穴（图7-6-3）；刮拭上肢外侧手阳明大肠经，由上至下，重复多遍，重点刮拭曲池穴、商阳穴（图7-6-4）。

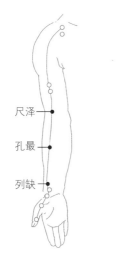

图7-6-3　手太阴经穴

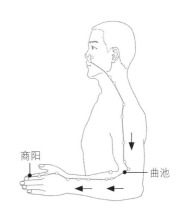

图7-6-4　手阳明经穴

刮痧疗程

每周1～2次，一般3～6次为一疗程，治疗3个疗程。

小贴士

① 戒烟酒，注意饮食卫生和环境卫生，避免粉尘长期刺激。

② 每遇感冒鼻塞加重，不可用力抠鼻，以免引起鼻腔感染。

③ 应尽量避免出入人群密集的场所，并注意戴口罩。

④ 应注意锻炼身体，参加适当的体育活动。

第七节　鼻出血

鼻出血又称鼻衄。可由鼻部疾病引起，也可由全身疾病所致。鼻出血多为单侧，少数情况下可出现双侧鼻出血；出血量多少不一，轻者仅为涕中带血，重者可引起失血性休克，反复鼻出血可导致贫血。中医学认为感受风寒、风热、温燥之邪均可导致鼻衄，此起病较急；因脏腑内伤亦可致鼻衄，此起病较缓，出血量少；若火热内盛迫血妄行者，则起病急而势猛，出血量多。

主要临床症状表现为鼻出血，但由于其原因各不相同，其表现也各异。

刮痧穴位

上星穴　位于前额发际正中直上1寸。

大椎穴　第7颈椎棘突下，低头时最高颈椎棘突下。

迎香穴　位于面部，鼻翼中点旁鼻唇沟中。

孔最穴　前臂掌面桡侧，当尺泽与太渊连线上，腕横纹上7寸。

合谷穴　在手背，第1、2掌骨间，当第二掌骨桡侧的中点处。

少商穴　位于拇指末节桡侧，距指甲角0.1寸处。

刮痧方法

头面部：取坐位，沿人体正中线由上星穴刮拭至大椎穴，重复数遍，并在上星穴、大椎穴上进行角刮（图7-7-1）；然后角刮迎香穴，以皮肤潮红为度（图7-7-2）。

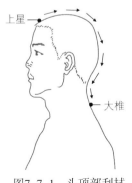

图7-7-1　头项部刮拭

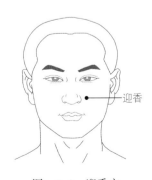

图7-7-2　迎香穴

2 上肢：取坐位或仰卧位，沿手太阴肺经由上至下刮拭上肢；然后角刮孔最穴、合谷穴及少商穴（图7-7-3）。

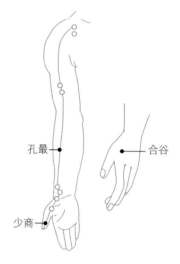

孔最   合谷

少商

图7-7-3　上肢经穴

刮痧疗程

每日或隔日治疗1次，5次为一疗程，治疗1～3个疗程。

小贴士

① 保持室内空气清新，适当开窗通风换气，空气过于干燥可诱发鼻腔出血。

② 饮食要进一些易消化软食，多吃水果蔬菜，忌辛辣刺激饮食，并保持大便通畅。

③ 老年性鼻出血患者多伴有高血压、冠心病、支气管炎等，应定期防治原发病，必须针对病因进行相应的治疗。

④ 对于儿童鼻出血患者应纠正患儿挖鼻、揉鼻、好奇放置异物等易导致黏膜损伤的不良习惯。

第八节　咽炎

　　咽炎为咽部的非特异性炎症，是各种微生物感染咽部而产生炎症的统称，可单独存在，也可与鼻炎、扁桃体炎和喉炎并存，或为某些疾病的前驱症状。可分为急性咽炎和慢性咽炎。急性咽炎为咽部黏膜及黏膜下组织的急性炎症，咽淋巴组织常被累及，炎症早期较局限，随病情进展常可涉及整个咽腔，以秋冬及冬春之交较常见。慢性咽炎又可分为慢性单纯性咽炎、慢性肥厚性咽炎和萎缩性咽炎，其中慢性单纯性咽炎较多见，病变主要在黏膜层，多见于成年人，病程长，易复发，症状顽固，较难治愈。

　　急性咽炎主要表现为咽部干燥，灼热，疼痛，吞咽疼痛明显，咽部充血肿胀等。慢性咽炎表现为咽部黏膜慢性充血，黏膜及黏膜下结缔组织增生，黏液腺可肥大，分泌功能亢进，黏液分泌增多，患者常咯出咽内黏痰，或感觉咽部有异物感，咯不出，咽不下。

刮痧穴位

曲池穴　屈肘，肘横纹外侧端与肱骨外上髁连线中点。

鱼际穴　位于第1掌骨中点桡侧，赤白肉际处。

少商穴　位于拇指末节桡侧，距指甲角0.1寸处。

天突穴　位于人体颈部，当前正中线上，两锁骨中间，胸骨上窝中央。

天窗穴　位于人体颈外侧部，胸锁乳突肌的后缘与喉结相平。

天容穴　位于人体颈外侧部，下颌角的后方，胸锁乳突肌的前缘凹陷中。

扶突穴　位于人体的颈外侧部，结喉旁，当胸锁乳突肌前、后缘之间。

肺俞穴　位于人体的背部，当第3胸椎棘突下，旁开1.5寸。

大椎穴　第7颈椎棘突下，低头时最高颈椎棘突下。

刮痧方法

（一）急性咽炎

取坐位或仰卧位，由上至下刮拭患者上肢外侧，重点刮拭曲池和鱼际穴（图7-8-1）；再用三棱针或采血针在少商穴上点刺，并挤压使其出血至自然止血为宜（图7-8-2）。

（二）慢性咽炎

1 颈部：取坐位，患者微抬头，从上向下沿颈部前正中线刮拭整个颈部，再以同样的方法刮拭颈部前正中线两侧部位，重点刮拭天窗、天容、扶突及天突等穴。每穴刮3分钟，刮至皮肤潮红略出痧（图7-8-3）。

2 肩背部：取俯卧位，裸露背部，操作者持刮痧板位于患者一侧，自上而下刮拭背部督脉及足太阳膀胱经，重点刮拭大椎、肺俞等穴，重复数遍，以出痧为度，最后在大椎穴、肺俞穴拔罐10分钟（图7-8-4）。

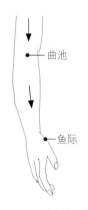

图7-8-1　上肢外侧经穴

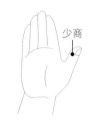

图7-8-2　少商穴

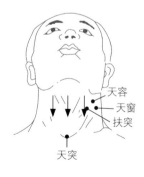

图7-8-3　颈部刮拭

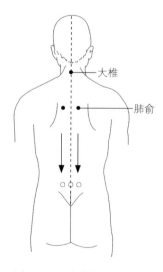

图7-8-4　肩背部经穴

刮痧疗程

5天1次，4次为一疗程，治疗1～3个疗程。

① 严禁烟、酒、辛辣饮食。
② 营养搭配合理，谷肉果菜，食养尽之。
③ 居室要寒暖适宜，劳逸要结合。
④ 发病期戒多言。言多损气，气损致津伤。
⑤ 应注意锻炼身体，参加适当的体育活动。

第九节　扁桃体炎

　　扁桃体炎为腭扁桃体的非特异性炎症，是咽部扁桃体发生急性或慢性炎症的一种病证。本病多发于春秋季节，为耳鼻咽喉科的常见病，致病菌主要为溶血性链球菌，常见于青少年。西医学认为扁桃体是人体咽部的两个最大的淋巴组织，一般4~5岁后逐渐增大，到12岁以后开始逐渐萎缩。正常情况下扁桃体能抵抗进入鼻和咽腔里的细菌，对人体起到保护作用，但是小儿由于身体抵抗力低，加上受凉感冒，就会使扁桃体抵抗细菌的能力减弱，从而导致口腔、咽部、鼻腔以及外界的细菌侵入扁桃体发生炎症。中医学称之为"乳蛾"。

　　临床表现：在急性期出现发热头痛，畏寒，幼儿可因高热而引起惊厥，咽痛明显，唾液增多等，严重者可出现张嘴困难。检查时，可见扁桃体红肿，表面有淡黄色或白色的脓点，下颌淋巴结常见肿大。在慢性期表现为咽部和扁桃体潮红，可见黄色分泌物，咽喉疼痛不明显，偶尔有低热及食欲不佳等。

刮痧穴位

　　风门穴　位于背部，当第2胸椎棘突下，旁开1.5寸。

　　肺俞穴　在背部，当第3胸椎棘突下，旁开1.5寸。

　　身柱穴　在背部，第3胸椎棘突下凹陷中。

　　曲池穴　屈肘，肘横纹外侧端与肱骨外上髁连线中点

　　外关穴　位于前臂背侧，腕背侧远端横纹上2寸，尺骨与桡骨间隙中点。

　　少商穴　位于拇指末节桡侧，距指甲角0.1寸处。

刮痧方法

1　肩背部：取坐位，沿斜方肌上缘由内向外刮拭5～10遍，再由内向外从上到下的顺序刮拭脊柱与肩胛骨间的区域，反复多次，重点刮拭风门、肺俞及身柱等穴（图7-9-1）。

2　上肢部：取坐位或仰卧位，由上至下刮拭患者上肢外侧，重点刮拭曲池、外关及合谷等穴位，最后少商穴点刺出血，挤压至自然止血为宜（图7-9-2）。

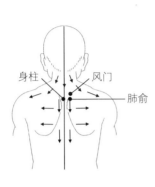

图7-9-1　肩背部经穴

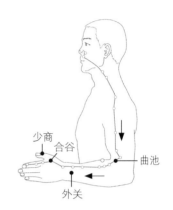

图7-9-2　上肢经穴

刮痧疗程

隔1～2日治疗1次，3次为一疗程，治疗1～2个疗程。

小贴士

① 爱护口腔卫生，养成良好的生活习惯。

② 应戒除烟酒，忌辛辣，多饮水，加强营养。

③ 注意休息，避免熬夜、劳累。

④ 锻炼身体，增强体质，提高机体的抵抗能力。

第十节　牙痛

牙痛是指牙齿因各种原因引起的疼痛，为口腔疾患中常见的症状之一，可见于龋齿、牙髓炎、根尖周炎、牙外伤、牙本质过敏、楔状缺损等。大多由于不注意口腔卫生，或不正确的刷牙习惯，或维生素缺乏，使得食物残渣遗留口腔，滋生细菌，牙齿长出牙垢、牙石，长期刺激而导致疼痛。中医学认为其乃风热毒邪留滞脉络或肾火循经上扰或肾阴不足，虚火上扰而致。

其临床表现以牙痛为主，可伴有牙龈肿胀、咀嚼困难、口渴口臭、时痛时止、遇冷热刺激痛、面颊部肿胀等。

刮痧穴位

颊车穴　颊车穴，在面颊部，下颌角前上方，咀嚼时咬肌隆起时最高处。

下关穴　在面部，在颧骨下缘中央与下颌切迹之间的凹陷中。

合谷穴　在手背，第1、2掌骨间，当第二掌骨桡侧的中点处。

二间穴　位于手指，第2掌指关节桡侧远端赤白肉际处，微握拳取之。

内庭穴　在足背，当第2、3跖骨结合部前方凹陷处。

太溪穴　在足踝区，内踝尖与跟腱之间的凹陷处。

行间穴　在足背，当第一、二趾间，趾蹼缘的后方赤白肉际处。

刮痧方法

面部：取患者仰卧位，在脸部均匀涂抹刮痧油。用刮痧板轻轻地由颊车穴刮至下关穴，并采用角刮法重点刮拭下关和颊车穴（图7-10-1）。

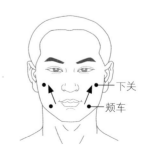

图7-10-1　面部穴位

2 上肢：取坐位或仰卧位，由上至下刮拭患者上肢外侧，重点刮拭合谷穴，若为实证牙痛加刮二间穴（图7-10-2）。

3 下肢：实证牙痛者，角刮内庭穴（图7-10-3）；虚证牙痛者，角刮太溪、行间穴（图7-10-4）。

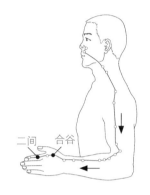

图7-10-2　上肢穴位

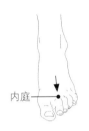

图7-10-3　下肢穴位

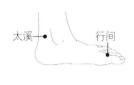

图7-10-4　太溪穴、行间穴

刮痧疗程

隔日治疗1次，5次为一疗程，治疗1个疗程。

 小贴士

① 忌食辛、辣、炸、炒之属热性之品，如辣椒、生姜、炸油条、烧饼、饼干、快餐面等。

② 饮食多样化，多食含维生素较多的蔬菜、水果。

③ 起居劳作有度，注意休息，娱乐、工作不要通宵达旦。

④ 注意口腔卫生，早晚要刷牙。

⑤ 锻炼身体，增强体质，提高机体的抵抗能力。

（以上章节由黄毅勇、付芳、王立编写）

第八章 男科疾病

第一节　慢性前列腺炎

慢性前列腺炎是一种常见的泌尿生殖系疾病，主要包括慢性细菌性前列腺炎和非细菌性前列腺炎两部分。慢性前列腺炎是一种发病率非常高的疾病。

慢性前列腺炎的病因学十分复杂。西医学认为慢性前列腺炎可能是由于前列腺及其周围组织器官、肌肉和神经的原发性或继发性疾病，其病因的中心可能是感染、炎症和异常的盆底神经肌肉活动的共同作用。本病属于中医学淋证范畴，湿热蕴结于下焦为其主要病因，瘀血阻络为其主要病机。

慢性前列腺炎的症状复杂多样，可有尿道刺激征，尿频、尿急、尿道灼痛，清晨尿道口有黏液、黏丝或脓性分泌物，尿混浊或大便后尿道口有白色液体流出，后尿道、会阴及肛门不适，有时阴茎、睾丸及腹股沟部疼痛，伴有射精痛、血精、早泄、阳痿以及乏力、头晕、失眠和忧郁等自主神经功能紊乱的症状。

刮痧穴位

中极　身体前正中线，脐下4寸。

会阴　在会阴部，当男性阴囊根部与肛门连线的中点。

气海　在下腹部，前正中线上，当脐下1.5寸。

关元　在下腹部，前正中线上，当脐下3寸。

肾俞　第2腰椎棘突下，旁开1.5寸。

志室　第2腰椎棘突下，旁开3寸。

三阴交 用度骨同身寸的方法在内踝尖上直上3寸，自己的手指，4指幅宽，
　　　　按压有一骨头为胫骨，此穴位于胫骨后缘靠近骨边凹陷处。

血海 在股前区，髌底内侧端上2寸，股内侧肌隆起处。

后溪 微握拳，第5指掌关节后尺侧的远侧，掌横纹头赤白肉际处。

曲泉 位于膝内侧部，屈膝内侧横纹端，当股骨内上髁后缘，半腱肌、半膜
　　　肌止端前缘凹陷处。

大赫 位于下腹部，当脐中下4寸，前正中线旁开0.5寸。

刮痧方法

有效经穴为任脉：中极、会阴、气海、关元（图8-1-1）；膀胱经：肾俞、志
室（图8-1-2）；脾经：三阴交、血海（图8-1-3）；小肠经：后溪（图8-1-4）；肝
经：曲泉（图8-1-4）；肾经：大赫（图8-1-1）。

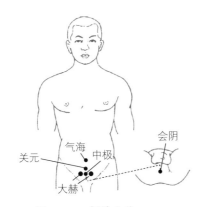

图8-1-1　任脉穴位

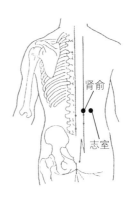

图8-1-2　膀胱经穴位

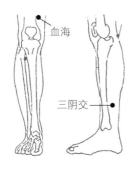

图8-1-3　血海穴、三阴交穴

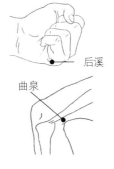

图8-1-4　后溪穴、曲泉穴

刮痧顺序：腰骶部，腹部，手背，下肢前侧，膝内侧。

操作方法：①刮痧板以45度斜度，平面朝下。②将刮痧油涂抹穴位范围的经脉线上，刮拭面尽量拉长。③用刮痧板按血液循环方向（由上向下，由内向外）顺序刮拭。④只要数分钟，凡有病源之处其表则轻红、红花朵点，重则成黑块，甚至青黑块疤。⑤第2次刮痧待患处无痛感时再实施（约3~7天），直刮至患处清平无黑块。

刮痧疗程

每天5~10分钟，疗程1个月。

① 本病易复发，故待症状消失后，仍需保健刮痧，不必抹油，不必刮出痧来，以防复发。

② 患者应自我进行心理疏导，保持开朗乐观的生活态度。

③ 应戒酒，忌辛辣刺激食物。

④ 避免憋尿、久坐及长时间骑车、骑马。

第二节　前列腺增生

前列腺增生是中老年男性常见病之一，发病率随年龄的增长而增加。中医学认为导致本病原因有肾元亏虚，工作或生活原因，长期所欲不遂至肝气郁结，宗筋不利，或过食甘腻，饮酒无度导致湿热内生。或久坐状态比较多导致脾失健运，所以湿热下注于膀胱，出现症状。

前列腺增生的早期由于代偿，症状不典型，随着下尿路梗阻加重，症状逐渐明显，病人症状主要有尿频（主要是夜间频繁排尿，少则2~3次，多则5~6次）、尿急（甚至出现急迫性尿失禁）、排尿费力、尿等待、尿线变细、尿流无力、排尿时间延长、尿不尽等。

刮痧穴位

膀胱经　直行本脉从头顶部分别向后行至枕骨处，进入颅腔，络脑，回出分别下行到项部（天柱穴），下行交会于大椎穴，再分左右沿肩胛内侧，脊柱两旁（1.5寸），到达腰部（肾俞穴），进入脊柱两旁的肌肉，深入体腔，络肾，属膀胱。

腰五俞　以第五腰椎棘突为中心，上下左右各1寸取穴。

中极　体前正中线，脐下4寸。

气海　在下腹部，前正中线上，当脐下1.5寸。

关元　前正中线，脐下3寸。

血海　在股前区，髌底内侧端上2寸，股内侧肌隆起处。

三阴交　用度骨同身寸的方法在内踝尖上直上3寸，自己的手指，4指幅宽，按压有一骨头为胫骨，此穴位于胫骨后缘靠近骨边凹陷处。

期门　位于胸部，当乳头直下，第6肋间隙，前正中线旁开4寸。

刮痧方法

1 先刮拭背部膀胱经，疏导膀胱经气，活血化瘀，祛除湿热，腰五俞放痧，促进局部血循环，从而改善前列腺的血液循环，有利症状消失（图8-2-1）。

2 再刮任脉的中极、气海、关元穴，以温补肾气，通调下焦之气而利湿热（图8-2-2）。刮拭血海、三阴交以清热解毒（图8-2-3）。刮拭期门舒肝理筋（图8-2-4）。

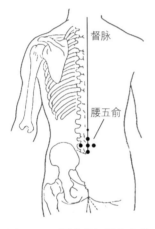

图8-2-1　腰背部经脉与穴位

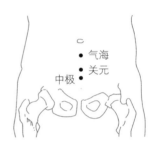

图8-2-2　任脉及穴位

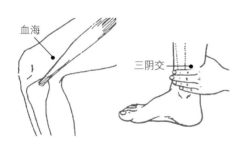

图8-2-3　血海、三阴交穴

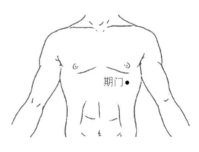

图8-2-4　期门穴

刮痧疗程

在治疗过程中，疗程长短因人而异。10次为一疗程。

小贴士

① 可配合艾灸等方法提高效果。

② 绝对忌酒。饮酒可使前列腺及膀胱颈充血水肿而诱发尿潴留。

③ 少食辛辣。辛辣刺激性食品，既可导致性器官充血，又会使痔疮、便秘症状加重，压迫前列腺，加重排尿困难。

④ 不可憋尿。憋尿会造成膀胱过度充盈，使膀胱逼尿肌张力减弱，排尿发生困难，容易诱发急性尿潴留，因此，一定要做到有尿就排。

⑤ 不可过劳过度。劳累会耗伤中气，中气不足会造成排尿无力，容易引起尿潴留。

⑥ 避免久坐。经常久坐会加重痔疮等病，又易使会阴部充血，引起排尿困难。

⑦ 适量饮水。饮水过少不但会引起脱水，也不利排尿对尿路的冲洗作用，还容易导致尿液浓缩而形成不溶石。故除夜间适当减少饮水，以免睡后膀胱过度充盈，白天应多饮水。

⑧ 按摩小腹，点压脐下气海、关元等穴，有利于膀胱功能恢复。小便后稍加压力按摩，可促进膀胱排空，减少残余液。

第三节　早泄

早泄是最常见的射精功能障碍，发病率占成年男子的1/3以上。早泄的定义尚有争议，通常以男性的射精潜伏期或女性在性交中达到性高潮的频度来评价，如以男性在性交时失去控制射精的能力，则阴茎插入阴道之前或刚插入即射精为标准；或以女性在性交中达到性高潮的频度少于50%为标准来定义早泄，但这些都未被普遍接受。因为男性的射精潜伏期受年龄、禁欲时间长短、身体状况、情绪心理等因素影响，女性性高潮的发生频度亦受身体状态、情感变化、周围环境等因素影响。另外，射精潜伏期时间的长短也有个体差异，一般认为，健康男性在阴茎插入阴道2~6分钟发生射精，即为正常。

中医学认为精液的疏泄与肾、肝、心相关，以肾虚为本。本病的发生多责于肾，以肾气及肾之阴阳偏盛偏衰为主。临床上常分四型辨治：

（1）肾气虚弱，精关不固：临床表现为早泄，性欲减退，腰膝酸软，面色晦暗，或见小便频数，舌质淡，脉细弱。

（2）心脾两虚，摄精无力：临床表现为早泄，心神恍惚，或失眠多梦，或头晕健忘，四肢酸软，气短乏力，不欲饮食，舌质淡，脉细弱。

（3）阴虚火亢，封藏失职：临床表现为早泄伴性欲亢奋，腰膝酸软，五心烦热，或头晕目眩，面部烘热，舌质红，少苔，脉细数。

（4）下焦湿热，扰动精府：临床表现为早泄，但阴茎易举，阴囊潮湿，或局部瘙痒，小便黄赤，或有睾丸痛，或口苦纳差，胸闷胁痛，舌苔黄腻，脉滑数。

刮痧穴位

心俞穴　位于第5胸椎棘突下，旁开1.5寸。

肾俞穴　在第2腰椎棘突旁开1.5寸处。

志室穴　位于第2腰椎棘突下，旁开3寸。

三阴交穴　在内踝尖直上3寸，胫骨后缘。

内关穴　位于前臂掌侧，当曲泽与大陵的连线上，腕横纹上2寸，掌长肌腱与桡侧腕屈肌腱之间。

神门穴　位于腕部，腕掌侧横纹尺侧端，尺侧腕屈肌腱的桡侧凹陷处。

中极穴　体前正中线，脐下4寸。

命门穴　位于腰部，当后正中线上，第2腰椎棘突下凹陷中。

脾俞穴　第11胸椎棘突下，旁开1.5寸。

足三里穴　在小腿前外侧，当犊鼻下3寸，距胫骨前缘一横指（中指）。

膀胱俞穴　位于骶正中嵴（第2骶椎棘突下）旁开1.5寸。

丰隆穴　位于小腿前外侧，外踝尖上8寸，胫骨前缘外2横指（中指）处。

刮痧方法

1 肾气不固型：病人取俯卧位，用刮痧板刮取心俞穴、肾俞穴、志室穴，直至出现痧痕为止（图8-3-1）；再令患者取仰卧位，刮取三阴交穴，直至出现痧痕为止（图8-3-2）。

2 阴虚火旺型：与肾气不固型早泄方法相同，可以加刮内关穴、神门穴，手法中等力度，操作范围较局限（图8-3-3）。

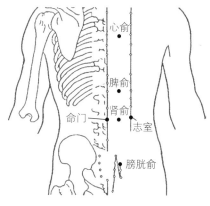

图8-3-1　胸腹部穴位

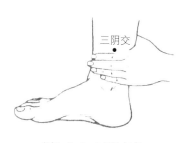

图8-3-2　三阴交穴

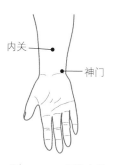

图8-3-3　手臂穴位

3 心脾两虚型：与肾气不固型早泄方法相同，可以加刮中极穴、命门穴、脾俞穴、足三里、神门穴，手法力度较轻，操作范围较局限（图8-3-1，图8-3-4，图8-3-5）。

4 下焦湿热型：与肾气不固型早泄方法相同，可以加刮中极穴、足三里、三阴交、膀胱俞、丰隆穴，手法力度较重，操作范围较局限（图8-3-2，图8-3-4，图8-3-5）。

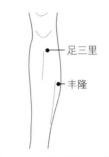
图8-3-4 足三里、丰隆穴位

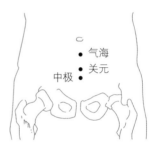
图8-3-5 腹部中极穴

① 积极地参加户外体育锻炼，可以提高身体和心理的素质，增强意念的控制能力。

② 要戒除手淫的习惯，避免发生婚前的性行为。

③ 调整自己的情绪，消除因为担心女方会怀孕，或者是担心自己性能力不够等而引起的紧张、自卑与恐惧的心理。性生活时要做到放松。

④ 不要纵欲，不要疲劳之后进行性交，不要勉强性交。

⑤ 多吃一些具有补肾固精作用的东西，例如牡蛎、鸽蛋、猪腰、甲鱼、文蛤、胡桃肉、芡实、栗子等。

⑥ 阴虚火亢型早泄患者，不要食用过于辛热的食品，例如羊肉、狗肉、牛羊鞭、麻雀等，避免加重病情。

（以上章节由杨海燕编写）

参考文献

1. 陈春艳，葛林宝，徐鸣曙. 痧症与刮痧源流考［J］. 中医外治杂志，2014，23（5）：9-10.

2. 张秀勤. 张秀勤刮痧精典［M］. 江苏科学技术出版社，2013.

3. 孙亚威. 刮痧治感冒［J］. 中国民间疗法，2015，23（1）：16.

4. 王利红. 刮痧拔火罐治疗咳嗽之临床观察［J］. 内蒙古中医药，2013，32（3）：96-97.

5. 杨现新，芦霞，刘燕，等. 刮痧为主冬病夏治支气管哮喘38例［J］. 中医外治杂志，2006，（2）：22.

6. 范丽娟，文美林，余学燕. 刮痧疗法治疗失眠48例［J］. 临床合理用药杂志，2013，6（20）：173.

7. 刘海华，刘朝，王莹莹，等. 刮痧对原发性高血压降压作用的时效规律研究［J］. 中国针灸，2015，35（7）：711-714.

8. 钟叙春. 针刺加刮痧治疗顽固性呃逆45例［J］. 陕西中医，2006，（1）：94-95.

9. 张信义. 埋线配合刮痧治疗胃脘痛60例［J］. 河南中医，2003，（3）：21.

10. 王克明，广秀明，王海生. 足反射按摩配经穴刮痧法治疗肠炎腹泻10例报告［J］. 双足与保健，2001，（2）：40-41.

11. 赵慧玲. 刮痧配合腹部按摩对骨科术后便秘患者的疗效与护理体会［J］. 新中医，2015，47（2）：260-262.

12. 贾英丽. 刮痧治疗眩晕48例［J］. 吉林中医药，2003，（11）：42.

13. 张润莲. 头颈部刮痧配合针灸治疗颈源性眩晕58例［J］. 光明中医，2015，30（1）：172-173.

14. 胡书凤，冯金星. 特定穴位刮痧疗法治疗外感头痛疗效观察［J］. 中国中医急症，2016，25（7）：1423-1425.

15. 梁艳. 电针结合刮痧治疗顽固性周围性面瘫疗效观察［J］. 湖北中医杂志，2014，36（4）：63.

16. 向娟，陈果，欧阳里知，等. 针灸结合刮痧治疗郁证临床疗效观察［J］. 针灸临床杂志，2016，32（5）：19-21.

17. 白雪媛，卢凤彩．刮痧针刺治疗发热［J］．中国针灸，2003，（8）：31.

18. 杜竹林．运用全息经络刮痧治疗高脂血症［J］．双足与保健，2003，（5）：24-25.

19. 朱守应．刮痧为主救治类冠心病征15例［J］．中国针灸，2009，29（S1）：63-64.

20. 徐晓美．穴位刮痧治疗中暑39例的疗效观察及护理［J］．解放军护理杂志，2010，27（8）：609-610.

21. 阮志强，崔悦宁子．中暑的刮痧疗法［J］．宁德师专学报（自然科学版），2005，（4）：410-411.

22. 赵宏亮．刮痧治疗落枕100例［J］．按摩与导引，2001，（1）：46.

23. 肖丽梅，孟宪璞，韩明林，等．分段刮痧与针刺治疗颈型颈椎病疗效对照观察［J］．中国针灸，2014，34（8）：751-754.

24. 纪伟，王媛媛．推拿与刮痧治疗肩关节周围炎的效果观察［J］．护理研究，2010，24（4）：330-332.

25. 赵永祥．刮痧拔罐为主治疗胸椎小关节紊乱［J］．中国中医基础医学杂志，2006，（3）：227.

26. 陈华，王秋琴，姜荣荣，等．刮痧疗法治疗腰肌劳损30例［J］．中医外治杂志，2014，23（5）：42-43.

27. 王志刚，陶缨，吴乃田，等．刮痧疗法治疗腰椎间盘突出症的临床研究［J］．中国中医骨伤科杂志，2004，（6）：9-12.

28. 刘志队，史丽璞．刮痧治疗膝骨关节炎30例［J］．中医研究，2011，24（10）：41-42.

29. 牙廷艺．壮医刮痧排毒疗法治疗痛风性关节炎临床观察［J］．中国中医药信息杂志，2010，17（S1）：45-46.

30. 杨现新．刮痧治疗外力作用而致踝关节扭伤32例［J］．环境与职业医学，2004，21（S1）：527.

31. 李贤俏．刮痧、针刺治疗湿热型痤疮的临床疗效对比研究［D］．中国中医科学院，2014.

32. 李巧颖，李润．面部刮痧为主治疗黄褐斑40例观察［J］．实用中医药杂志，2011，27（2）：108-109.

33. 贾桂芳．中医刮痧治疗单纯性老年皮肤瘙痒患者的临床护理体会［J］．中国医药指南，2014，12（6）：190-191.

34. 乔起敏，闫庆平. 刮痧治疗带状疱疹的效果观察［J］. 齐齐哈尔医学院学报，2006，（13）：1585-1586.

35. 张磊，王东辉. 梅花针与刮痧治疗神经性皮炎疗效对比观察［J］. 河北中医，2006，（9）：682-683.

36. 乔起敏，闫庆萍，杜子萍，等. 刮痧拔罐治疗原发性痛经的疗效观察［J］. 长治医学院学报，2007，（3）：230-231.

37. 刘秀辉. 刮痧疗法治疗月经后期体会［J］. 实用中医药杂志，2015，31（10）：964.

38. 广秀明. 足部按摩配经穴刮痧治疗闭经20例效果观察. 2004反射学全国研讨会会议交流文集［C］. 中国足部反射区健康法研究会，2004.

39. 王又平. 火罐、刮痧交替应用治疗经行乳房胀痛80例临床观察［J］. 河北中医，2013，35（7）：1004-1005.

40. 陈谋. 刮痧加艾灸治疗产后缺乳［J］. 针灸临床杂志，2006，（11）：17.

41. 姜荣荣，徐桂华，安红丽，等. 刮痧治疗围绝经期综合征疗效观察［J］. 中国针灸，2012，32（12）：1121-1123.

42. 万巧巧，李华珍. 刮痧疗法配合情志护理干预更年期女性失眠的临床分析［J］. 中国中医药现代远程教育，2015，13（22）：119-120.

43. 罗雪冰，刘南梅. 中药内服配合刮痧治疗急性乳腺炎临床观察［J］. 中国中医急症，2007，（8）：939-940.

44. 尚斌，张俊智. 刮痧治疗乳腺增生病176例［J］. 陕西中医，2009，30（05）：596-597.

45. 张建军，王志刚. 刮痧治疗慢性前列腺炎150例［J］. 中国民康医学，2006，（20）：792.

46. 李芳. 刮痧治疗前列腺增生有奇效［A］. 2008全国砭石与刮痧疗法学术交流大会论文汇编［C］. 中国针灸学会砭石与刮痧专业委员会，2008.

47. 金锦兰. 石学敏刮痧临证精讲［M］. 北京：人民军医出版社，2015.

48. 安红霞，樊宝凤，杨素芹. 刮痧加穴位按摩在感冒发热患者中的救治与护理［J］. 中国中医急症，2010，19（5）：886-887.

49. 王秀，戴姣，雷明盛，等. 土家刮痧结合中医推拿治疗小儿咳嗽临床体会［J］. 中国民族民间医药，2012，21（23）：121、123.

50．孙峰．中医刮痧疗法治疗小儿肺炎的临床观察［J］，中医杂志，2000，41（S1）：245．

51．黄勇，孙妍萍，于作义．刮痧配合手指压穴治疗小儿哮喘60例［J］．实用中医药杂志，2002，（4）：40．

52．邢跃萍，张淳珂，高海妮．刮痧疗法治疗小儿厌食症疗效观察［J］．现代中西医结合杂志，2011，20（20）：2530–2531．

53．吕菊，余文军，王云汉，等．刮痧疗法治疗小儿腹泻［J］．中国民间疗法，2011，19（6）：16．

54．李爱国．砭石板刮痧治疗口腔溃疡有奇效．2011中国针灸学会年会论文集（摘要）［C］．中国针灸学会，2011．

55．陈志敏．刮痧疗法［M］．北京：金盾出版社，1994．

56．王敬．中国刮痧健康法大全［M］．北京：北京科学技术出版社，1997．

57．王惠．刮痧治疗麦粒肿．2004反射学全国研讨会会议交流文集［C］．中国足部反射区健康法研究会，2004．

58．邹卫华，胡英蛾，洪为祥．经络穴位刮痧治疗假性近视临床观察［J］．实用中西医结合临床，2009，9（4）：76．

59．刘佳伟，王江民，张海欧．刮痧疗法治疗头痛眩晕100例疗效观察［J］．黑龙江中医药，2003，（1）：45–46．

60．胡彩虹．刮痧配合穴位贴敷治疗过敏性鼻炎的疗效观察．2008全国砭石与刮痧疗法学术交流大会论文汇编［C］．中国针灸学会砭石与刮痧专业委员会，2008．

61．胡艳红，田质芬，田庆华．刮痧为主治疗慢性咽炎20例［J］．河北中医药学报，2003，（1）：38．

62．魏素丽．刮痧疗法．郑州：中原农民出版社［M］．2006．